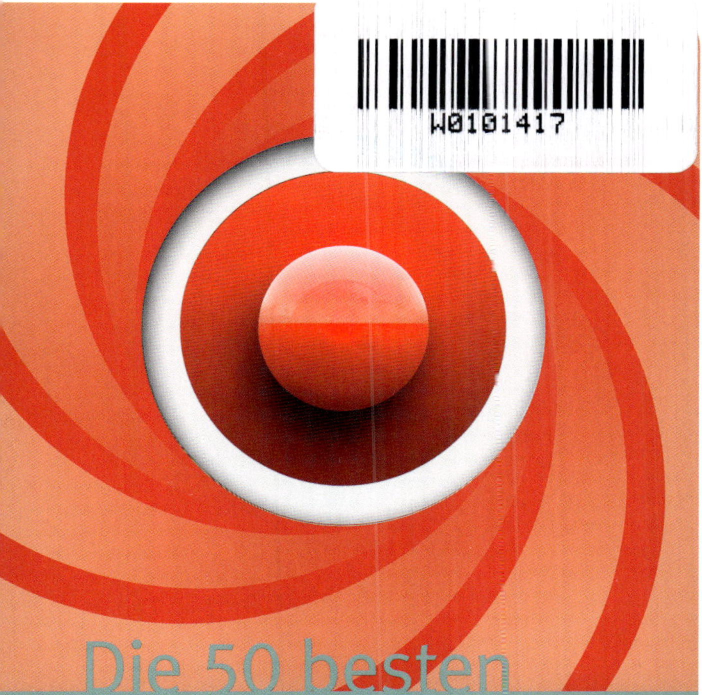

Die 50 besten Rückenschmerz-Killer

» Den Schmerz abschalten

TRIAS

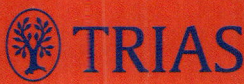

7 Das Kreuz mit dem Rücken

8 Rückenschmerzen und ihre Ursachen
12 Was zur Entstehung von Rückenschmerzen beiträgt
15 Ist Schmerz nur eine Empfindung?

17 Die 50 besten Rückenschmerz-Killer

18 Erste Hilfe
19 Im Zweifel zum Arzt gehen
20 Richtiger Umgang mit Schmerzmitteln
21 Die entspannende Wirkung von Salben
23 Naturmittel gegen Schmerzen
24 Kälte oder Wärme – je nach Typ
26 Wohltuende Bäder mit Zusätzen
26 Warmduschen bei steigender Wassertemperatur
27 Kartoffel- und Senfmehlkompressen
28 Gesundheit aus der Wiese
28 Kirschkernsäckchen und Wärmflasche
29 Technische Hilfsmittel
29 Wärmende Gels und Salben
30 Manche mögen's kalt
31 Liegen hilft
32 Bewegung gegen den Schmerz
34 Eigenmassage tut gut
35 Hilfen bei der Eigenmassage
36 Kleben Sie sich ein Tape!
38 Samba tanzen mit dem Triggerpunkt

40 Wege aus dem Schmerz
40 Vorbeugung ist die beste Medizin
44 Arbeiten am Körpergefühl

- 46 Entdecken Sie das richtige Sitzen
- 47 Sitzen im Auto
- 49 Ergonomischer PC-Arbeitsplatz
- 51 Sammeln Sie neue Bewegungserfahrungen
- 52 Die Tücken des Haushalts
- 53 So kommen Sie leichter ans Ziel
- 55 Richtige Haushaltsgeräte für den Rücken
- 55 Schwere Gegenstände und die Folgen
- 57 Ruckartige Bewegungen vermeiden
- 59 Segensreiches Rumlümmeln
- 60 Calcium für die Knochen, Muskeln und Nerven
- 62 Magnesium gegen Muskelkrämpfe
- 62 B-Vitamine fürs Nervensystem
- 63 Angemessener Schutz vor Zugluft und Kälte
- 64 Das Geheimnis guten Schuhwerks
- 66 Zähne nur mit aufrechtem Rücken putzen
- 67 Nicht in der Hocke duschen
- 68 Ein gesunder Schlaf ist Gold wert
- 69 Wie man sich bettet, so schläft man auch
- 70 Kopf- & Seitenschläferkissen
- 72 Stress reduzieren
- 78 Die Kunst des Loslassens
- 82 Kleines Bewegungsprogramm für zwischendrin
- 83 Ausdauersport & Krafttraining
- 86 Yoga, Pilates & Co.
- 87 Erhöhen Sie Ihre Koordinationsfähigkeit
- 88 Massagen – Streicheleinheiten für die Seele
- 89 Physiotherapie zur Prävention
- 91 Die heilsame Wirkung der Nadeln
- 92 Homöopathie: mehr als nur Pillen für zwischendurch

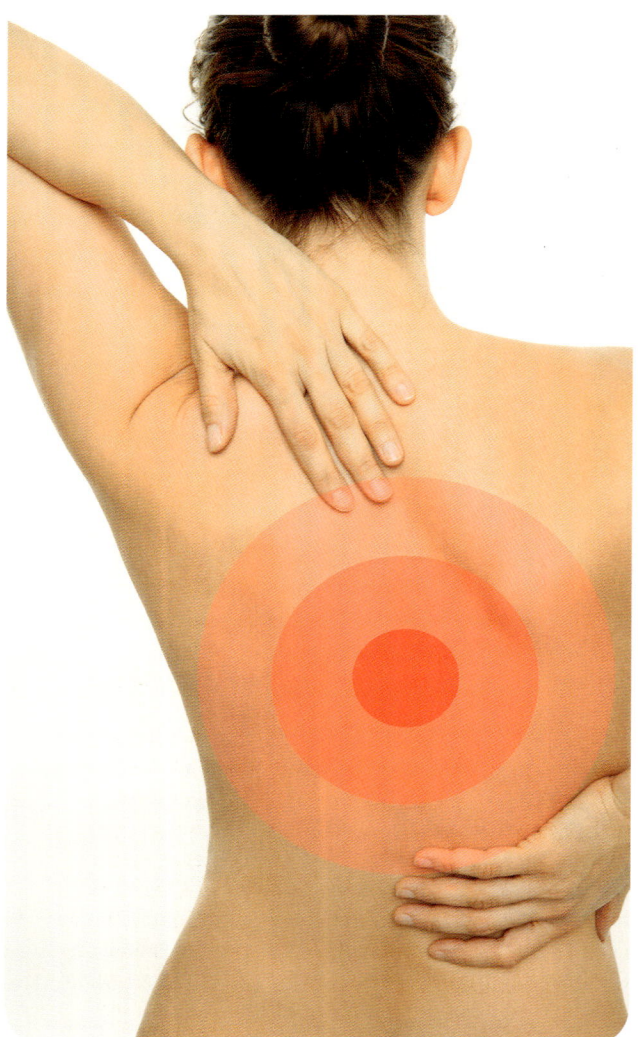

Liebe Leserin, lieber Leser,

in den vorliegenden »Rückenschmerz-Killer« haben 17 Jahre klinische Tätigkeit sowie praktische Erfahrung in der Behandlung von Patienten mit Rückenproblemen Eingang gefunden. Wenn es eine Gewissheit zur Entstehung dieser speziellen, mitunter sehr schmerzhaften und hartnäckigen Beschwerden gibt, dann die: Es gibt viele Wege, um zu einem Rückenschmerz zu kommen. Mindestens genauso vielfältig und Erfolg versprechend sind aber auch die Möglichkeiten, sich von diesem Schmerz wieder zu befreien. Im Laufe der Jahre konnte ich bei meinen Patienten vielfältige Entstehungsmechanismen und individuell ausgerichtete Behandlungsmöglichkeiten von Rückenschmerzen beobachten und kennenlernen. Die effektivsten Erkenntnisse, Tipps und Ratschläge aus meinen gesammelten Erfahrungen habe ich in diesem Buch für Sie zusammengetragen. Es soll Hilfe und Leitfaden für eine bessere und stabilere Rückengesundheit und für mehr Lebensfreude durch einen schmerzfreien Rücken sein. Oft reichen schon kleine Veränderungen an der Körperhaltung oder im Bewegungsverhalten aus, um schädigende Einflüsse zu unterbinden. Veränderungen beginnen meist im Kopf. Eine wichtige Grundlage für positive Veränderungen ist somit stets auch eine solide Basis an Wissen. Das vermittle ich meinen Patienten täglich in der Praxis. Wer die Funktionsweise unseres Bewegungsapparates besser versteht und genauer kennt, hat durchaus größere Chancen, rückenschädliches Verhalten zu reduzieren und damit für längere Zeit beschwerdefrei zu bleiben. Genauso individuell wie die Entstehungsmechanismen ist letztlich der Weg aus dem Schmerz. Finden Sie die für Sie optimalen Tipps und umsetzbaren Übungen sowie Hinweise. Seien Sie offen für neue Übungen, Körperhaltungen und ungewohnte Aktivitäten. Ihr Körper wird es Ihnen danken. Lassen Sie sich im Folgenden also informieren und auf die richtige Spur zu einem Leben ohne Rückenschmerzen führen.

Balingen, im November 2014
Kay Bartrow

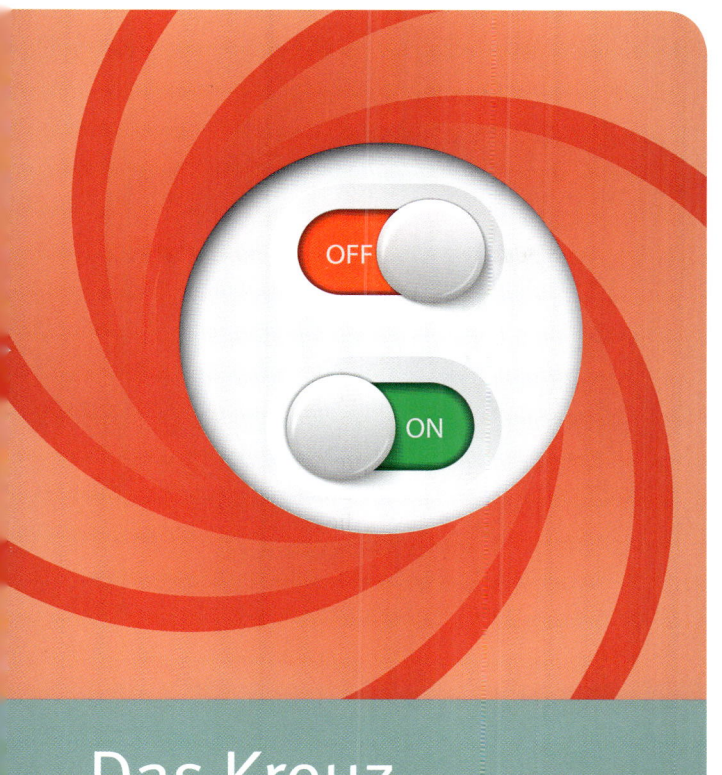

Das Kreuz mit dem Rücken

Rückenschmerzen und ihre Ursachen

Wer kennt sie nicht, die Probleme mit dem Rücken, die zumeist unerwartet, dann aber mit großer Wucht und überaus schmerzhaft auftreten?

Fast jeder Zweite leidet mindestens einmal im Leben, zumindest zeitweise, unter Rückenschmerzen. Ein Rückenschmerz kann jeden treffen, den Betroffenen auch ordentlich drangsalieren und im Alltag mitunter dramatisch einschränken. Der Rückenschmerz macht vor keinem bestimmten Lebensalter halt, lässt sich nicht von beruflicher Qualifikation beeindrucken und verzichtet auch nicht darauf, zu einer bestimmten Tageszeit irgendeinen Menschen zu plagen.

Dabei lassen sich zwei grundlegende Arten von Rückenschmerzen unterscheiden. Zum einen akute und meist einmalig auftretende Rückenschmerzen, die infolge eines klaren Auslösers entstehen, also aufgrund einer Verletzung oder eines Unfalls. Man spricht in diesem Fall von sogenannten unspezifischen Rückenschmerzen, die durch tendenziell vorliegende funktionelle Störungen ohne größere Schäden – wie einem

Knochenbruch oder einem Bandscheibenvorfall –
entstehen. Funktionelle Störungen können z. B. ein
muskuläres Ungleichgewicht oder eine Überlastung
der Wirbelsäule durch einmalige Aktivitäten sein. In
vielen Fällen handelt es sich um eine vorübergehend
bestehende Beeinträchtigung der Rückengesundheit
mit guter Tendenz zur Besserung.

Zum anderen gibt es chronische Rückenschmerzen,
die aus einem meist über mehrere Jahre andauern-
den falschen Umgang mit dem Rücken in Form von
Fehl- und Überbelastungen resultieren und oft mit
dem Verschleiß der Rückenstrukturen einhergehen.
Bei bestehenden Rückenbeschwerden, die aufgrund
einer bestimmten Erkrankung oder einer Deformati-
on – also einer bleibenden strukturellen Veränderung
der Wirbelsäule – entstanden sind, sprechen wir von
sogenannten spezifischen Rückenschmerzen. Dabei

steht die primäre Erkrankung (z. B. Rheuma, Skoliose, Bindegewebserkrankung) als Ursache im Vordergrund und muss in erster Linie therapiert werden.

Einzig Kinder bleiben von dieser chronischen Form der Beschwerden am Bewegungsapparat zumeist verschont, da sie einen entscheidenden Vorteil haben: Ihr Bewegungsapparat ist noch relativ neu, frisch und unverbraucht. Und sie haben oft auch noch eine ausgeglichene Bewegungsbilanz. Trotzdem können wir alle nicht Kind bleiben.

Die Art und Weise, in der sich ein Rückenschmerz bemerkbar macht und im Alltag auftritt, ist bei jedem Betroffenen verschieden. Beim einen liegt der Schmerz direkt im Kreuz, ein anderer verspürt einen »elektrischen Schlag«, der bis in den linken Fuß schießt, wenn er die Socken anzieht. Und eine dritte Person spürt den Schmerz stündlich deutlicher und stärker werden, während sie ihre Arbeit am Schreibtisch erledigt und den Feierabend herbeisehnt. Meist liegen einem Rückenschmerz sogenannte Funktionsstörungen an den einzelnen Bauteilen der Wirbelsäule zugrunde. Bei einer solchen Störung kann die betroffene Struktur ihre Funktion nicht mehr ganz bzw. nur noch teilweise erfüllen. So kann ein gestörtes Gelenk eine Bewegung nicht mehr oder nur noch abschnittsweise durchführen, weil ein gestörter Muskel für eine Bewegung keine Kraft mehr hat und ein gestörter Nerv die dringend benötigten Informationsreize nicht übermitteln kann. Es entstehen Taubheit oder Kraftlosigkeit. Funktionsstörungen des Rückens können demnach einen lokalen Schmerz im Kreuz auslösen. Darüber hinaus können sie Schmerzen und Störungen in den angrenzenden Gelenken (wie z. B. in der Hüfte, den Beckengelenken oder der Brustwirbelsäule) sowie Beschwerden oder Schmerzen mit ausstrahlendem Charakter verursachen. Diese Ausstrahlungsschmerzen ziehen meist in die Beckenregion (Hüfte und Leiste) oder in die Beine.

Wir verhalten uns im Alltag oft sehr rückenschädlich. Leider vergessen wir darüber die für unseren Rücken so wichtige Entspannung und Entlastung. Die Ursachen der meisten Rückenschmerzen sind so vielfältig wie deren Erscheinungsformen selbst. Rückenschmerzen treten häufig spontan auf und halten sich manchmal sehr hartnäckig. Dabei sind es nicht unbedingt die wirklich großen oder intensiven Spitzenbelastungen, die zu einem ordentlichen Rückenschmerz führen. Wenn Sie z. B. Ihrem Nachbarn helfen, einen schweren Holzofen aus der Garage herauszutragen, wissen Sie eines ganz sicher: »Das Ding ist höllisch schwer!« Entsprechend werden Sie vorbereitet sein und Ihre Muskelkraft auf diese Aktivität konzentrieren. Bei einer solchen Aktion passiert verhältnismäßig selten etwas. Aber haben Sie schon einmal die heruntergefallene Haarspange im Bad vor dem Spiegel ›eben kurz‹ vom Boden aufgehoben? Oder sich schnell gebückt, um den kleinen, halb verbrauchten Radiergummi unterm Schreibtisch vom Boden aufzuklauben? Das sind die wirklich gefährlichen Bewegungsaktionen für den Rücken im Alltag. Bei diesen sollten Sie sich mehr Gedanken und Sorgen um Ihre Rückengesundheit machen als bei einem offensichtlich schweren Hebeakt. Bei spontanen, schnell oder ruckartig ausgeführten Bewegungen ist die Wahrscheinlichkeit deutlich höher, einen Rückenschmerz zu provozieren.

Die Top-10-Ursachen für Rückenschmerzen:
- einseitige Belastung
- ungewohnte Belastung (Überlastung)
- ruckartige Bewegung
- bewegungsarmer Lebensstil
- stereotype Körperhaltungen (Arbeitsplatz Schreibtisch)
- Vorerkrankungen wie z. B. Morbus Scheuermann oder Skoliose
- Bandscheibenverletzung
- Wirbelverletzung (auch Knochenbrüche)
- Wirbelgleiten (Spondylolisthese)
- arthrotische Veränderungen/Osteoporose

Was zur Entstehung von Rückenschmerzen beiträgt

Schmerzhafte Zustände im Rücken, und Funktionsstörungen oder Bewegungseinschränkungen, haben viele Ursachen (siehe die Liste der Top-10-Rückenschmerzursachen), und eine ganze Reihe an Faktoren unterstützt dieses schmerzhafte Geschehen. Zu diesen begleitenden Faktoren gehören u. a. der Trainingszustand des Körpers, die gewohnheitsmäßige Körperhaltung, die Arbeitshaltung und nicht zuletzt das Wissen um ein gesundes Rückenverhalten.

Rückenschmerzen und ihre Ursachen

Ältere Verletzungen, die den Bereich des unteren Rückens betreffen, sind als Erklärung für Rückenschmerzen heranzuziehen. Hierzu zählen Knochenbrüche (Frakturen) genauso wie ein Bandscheibenvorfall, den Sie vielleicht vor fünf Jahren hatten. Nach einer solchen Verletzung sind die betroffenen Bauteile der Wirbelsäule sprichwörtlich keine Originale mehr und für Störungen wie auch für eine erneute Verletzung schneller anfällig. Eine schlechte Körperhaltung (wie eine sitzende Belastungshaltung) sorgt im Lauf der Zeit für eine einseitige Belastung der Wirbelsäule. Daraus ergibt sich in der Folge eine Fehl- oder Überbelastung der Wirbelgelenke und der Bandscheibe, die einen Bandscheibenvorfall auslösen können. Auch der unsachgemäße Umgang mit der Wirbelsäule im Alltag (z. B. bewusst schweres Heben oder Tragen, obwohl den Rücken bereits leichte Schmerzen plagen, oder vier Stunden Gartenarbeit, obwohl bereits nach zwei Stunden erste Verspannungen aufgetreten sind) kann zu kleinsten Verletzungen, sogenannten Mikrotraumen, führen, die vor allem die Bänder, Sehnen oder Gelenkkapseln betreffen. Diese sind dann weniger belastungsstabil, sodass Muskeln bzw. Gelenke diese Schwachstellen kompensieren müssen.

Neben Verletzungen der Lendenwirbelsäule, die uns im Alltag Probleme bereiten, gibt es eine ganze Reihe von ungünstigen Umständen, die das Entstehen von Rückenproblemen direkt auslösen und unterstützen. Hierzu zählen in erster Linie alle einseitigen Belastungshaltungen wie z. B. langes Sitzen am Schreibtisch ohne körperlichen Ausgleich oder langes Stehen. Aber auch das Heben und Tragen von Babys, schweren Getränkekisten, vollgepackten Umzugskisten, schweren Einkaufstüten oder eines Farbeimers für die geplante Wohnungsrenovierung können zu Rückenschmerzen führen. Lange Autofahrten als Außendienstmitarbeiter eines Unternehmens können für das Entstehen von Rückenschmerzen verantwortlich sein.

Wer seinen Körper regelmäßig und moderat benutzt, stärkt im Wesentlichen den Bewegungsapparat und alle daran beteiligten Strukturen wie Muskeln, Sehnen, Knochen und Gelenke. Mit anderen Worten, durch regelmäßigen Gebrauch werden diese Strukturen stärker, biegsamer, elastischer und beweglicher. All das kann sich natürlich auch ins Negative umkehren, wenn Wachstumsreize nicht mehr oder nur in geringer Dosierung auf unseren Körper einwirken – wir also keine oder zu wenige Bewegungsangebote für unseren Körper bereithalten.

Ein wenig Training lohnt sich also, den Körper auf weitere Belastungen vorzubereiten und die Verletzungsanfälligkeit zu reduzieren. Denken Sie aber bitte daran, die körperliche Belastung (mit Gymnastikübungen, Joggen, Nordic Walking, Krafttraining, Schwimmen oder Radfahren) mit der richtigen Dosierung zu betreiben und Ihren Körper nicht gleich bei der ersten Trainingseinheit zu überfordern. Im vorliegenden Band finden Sie die 50 besten Rückenschmerz-Killer, mit denen Sie schonend und individuell dosierbar Ihrem Rücken Gutes tun können. Sie werden überrascht sein, wie schnell die Ratschläge und Tipps wirken. Diese sind speziell auf die Lendenwirbelsäule abgestimmt und helfen, die Muskulatur dort zielgerichtet zu fördern und zu kräftigen.

Ist Schmerz nur eine Empfindung?

Schmerz wird beschrieben als »unangenehme Sinneswahrnehmung, die mit einer möglichen oder tatsächlich vorhandenen Gewebeschädigung (also einer Verletzung) einhergeht« – so die Definition der Weltgesundheitsorganisation (WHO). Beim Schmerz geht es um die Wahrnehmung von Sinnesreizen, um das persönliche und individuelle Empfinden und Erleben. Das macht Schmerzen individuell im Erleben und in den Auswirkungen auf den Organismus. Die Auswirkungen eines Schmerzreizes sind sehr persönlichkeitsbezogen. Schmerzempfinden kann deshalb nur schwer miteinander verglichen werden. Haben zehn befragte Menschen einen Rückenschmerz, so wird dieser Schmerz auf zehn unterschiedliche Arten beschrieben und erklärt. Er wird sich 10-mal durch andere Symptome oder Störungen bemerkbar machen, z. B. bei bestimmten Bewegungen oder Aktivitäten, beim Einnehmen einer bestimmten Körperhaltung. Und das Rückenproblem wird ebenfalls auf zehn unterschiedliche Arten zu behandeln sein, da es jedes Mal eine andere Ursache hat.

Ursachen für Schmerzen gibt es viele:
- direkte Verletzung von Muskeln, Gelenkkapseln, Bandscheiben, Nerven, Knochen

- starke Kompression von Gewebe: Druckerhöhung, z. B. durch Schwellung
- Durchblutungsstörungen
- Entzündung

Eine Schmerzempfindung ist eine sehr komplexe Leistung unseres Nervensystems und im Wesentlichen eine Reaktion auf Sinnesreize. Entzündungen in unserem Körper sind eine der häufigsten Ursachen für Schmerzen und prinzipiell nicht so schlecht wie ihr Ruf. Eine Entzündungsreaktion ist zunächst eine völlig normale Reaktion von vitalem Gewebe auf eine Verletzung und erfüllt sinnvolle Aufgaben. Nur durch eine angemessene Entzündungsreaktion kann unser Körper Verletzungen heilen.

Da bei jedem Rückenproblem eine individuelle Kombination von vorherrschenden Symptomen und ursächlichen Faktoren vorliegt, ist eine Therapie dieser Schmerzen ebenfalls ein höchst individuelles Unterfangen. Der beste Schutz vor Rückenschmerzen bzw. deren Behandlung ist ein individuell angepasstes Bewegungsprogramm, das aus Übungen besteht, die Ihre individuellen Schwachstellen kräftigen und stärken. Zudem sollten Sie sich mit kontrollierten Bewegungen und wohldosierten Belastungsformen im Alltag beschäftigen. Das setzt voraus, dass Sie den gesundheitsförderlichen Umgang mit Ihrem Rücken erlernen und dieses Wissen dann auch täglich einsetzen. Genau dabei hilft Ihnen dieses Buch mit vielen nützlichen Ratschlägen und Tipps rund um den Rückenschmerz.

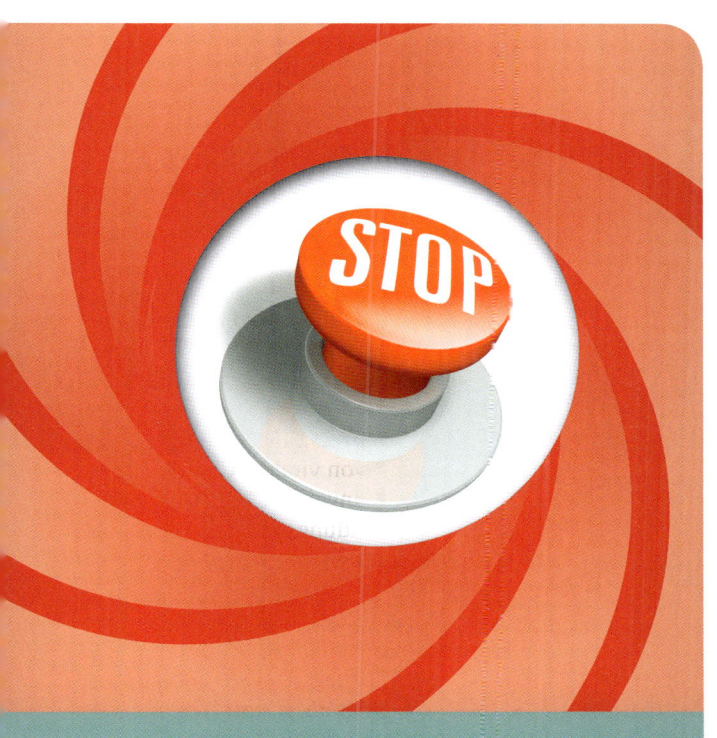

Erste Hilfe

Was also tun, wenn der Schmerzteufel wieder einmal zugeschlagen hat – oder die schmerzhafte Situation schon lange andauert?

Bei plötzlich auftretendem Rückenschmerz handelt es sich häufig um eine akute Reaktion auf eine Verletzung (häufig ein Mikrotrauma, das auch durch Überbelastung entstehen kann) mit einer entsprechenden Entzündungsreaktion des betroffenen Gewebes. Eine Entzündung, wie sie nach kleineren Verletzungen von Muskeln, Sehnen oder Gelenkkapseln in der Rückengegend gern einmal vorkommt, dauert in der Regel fünf bis sieben Tage. Eine solch kleine Verletzung holen Sie sich schnell mal durch eine ruckartige Bewegung wie z. B. beim Bücken oder Drehen. Eine Überbelastung ist in diesem Zusammenhang auch beim Heben bzw. Tragen schwerer Gegenstände denkbar und kommt häufiger vor, als man gemeinhin denkt. Von einer Überbelastung sprechen wir, wenn Sie die Strukturen Ihres Körpers über deren Belastbarkeitsgrenze hinaus benutzen. Auch bei der Durchführung ungewohnter Aktivitäten wie dem jährlich

anstehenden Heckenschnitt oder dem halbjährlichen Großputz von Haus und Hof können Rückenbelastungen auftreten, da wir sie in dieser Form eher nicht gewohnt sind und sie unsere Rückengesundheit aufs Äußerste strapazieren.

1 Im Zweifel zum Arzt gehen

In den ersten Tagen nach dem ersten Auftreten der Rückenbeschwerden haben Sie eventuell mit einem Dauerschmerz zu kämpfen, der bei Belastung gern auch noch stärker werden kann. Dann sollten Sie allerdings eine Tendenz zur Besserung wahrnehmen können. Diese Besserung der Symptome sollte zu nachlassenden Dauerschmerzen, einer langsam verbesserten Bewegungsfähigkeit der Rückenpartie bis hin zu einer aufsteigenden Belastbarkeitskurve führen.

Das heißt, in diesen ersten Tagen sollten Sie durchaus einen Aufwärtstrend feststellen können. Alles, was über diese fünf bis sieben Tage Dauerschmerz hinausgeht, ist grundsätzlich unangemessen und kann schon mal eine ernsthafte Ursache haben. Diese sollten Sie vorsichtshalber von Ihrem Hausarzt untersuchen und entsprechend abklären lassen. Nach einer eingehenden Diagnostik wird er zusammen mit Ihnen die weiteren erforderlichen Schritte in der Therapie Ihrer Beschwerden besprechen. Sich einen Rat vom Arzt Ihres Vertrauens zu holen ist nicht nur eine sehr vernünftige Entscheidung, sondern Sie haben davon auch einen echten Vorteil im Kampf gegen Ihre Schmerzen.

2 Richtiger Umgang mit Schmerzmitteln

Haben Sie mitunter auch Bedenken gegen die Einnahme von Schmerzmedikamenten? Niemand nimmt sie gern oder über einen längeren Zeitraum ein. Doch manchmal sind sie eine echte Erleichterung oder schlicht unumgänglich. Bei akuten Beschwerden infolge einer Entzündung oder bei starken Beschwerden, die Sie den gewohnten Alltag nicht mehr bewältigen lassen, können Schmerzmittel eine angemessene und vor allem willkommene Hilfe und Erleichterung sein. Die Einnahme sowie die Dosierung von Schmerzmitteln sollten Sie stets in Absprache mit Ihrem Hausarzt auf Ihre aktuellen Beschwerden hin einstellen. Und an diese Vorgaben sollten Sie sich als verantwortungsbewusster Patient in jedem Fall dann auch halten.

Leiden Sie beispielsweise an einer hartnäckigen Entzündung, ist es wichtig, diesen Schmerzkreis auch mithilfe von Medikamenten zu durchbrechen. Diese sorgen in erster Linie für eine schnelle Schmerzentlastung, einen Rückgang der Entzündung sowie für abnehmende Schwellungen. Gleichzeitig fördern sie die Wiederherstellung von Körperfunktionen wie Beweglichkeit und Kraft. Halten Sie sich unbedingt an die Dosierungsvorgaben des Arztes und nehmen die Medikamente konsequent bis zum Schluss ein. Häufig setzen Patienten ein Medikament zu früh ab, und die Entzündung kehrt zurück – wie ein ungebetener Gast auf die Geburtstagsparty. In einem solchen Fall geht das ganze Spiel dann wieder von vorn los. Mitunter ist es sogar ratsam, ein Medikament etwas länger einzunehmen.

Einfache Beschwerden bekommen Sie meist mit sogenannten nicht steroidalen Antirheumatika (NSAR) wie z. B. Aspirin oder Paracetamol wieder in den Griff (Medikationsstufe 1). Bei größeren oder hartnäckigen Beschwerden werden auch schon mal Präparate auf Cortisonbasis angewandt (Medikationsstufe 2). Bei sehr starken Schmerzen kommen Opiate zum Einsatz (Medikationsstufe 3: schwache oder starke Opiate).

3 Die entspannende Wirkung von Salben

Eine weitere gute Möglichkeit, dem Rückenschmerz zu begegnen, besteht in der äußerlichen Anwendung von Salben auf der Haut. Salben und Gels beinhalten wie Tabletten medizinische Wirkstoffe mit entzündungshemmendem und schmerzstillendem Effekt. Dabei wirken diese Medikamente nicht nur lokal an der mit dem Präparat eingeriebenen Stelle, sondern der Wirkstoff wird zu einem wesentlich größeren Anteil über die in Haut, Unterhaut und im Bindegewebe befindlichen Blutbahnen aufgenommen und im gesamten Körper verteilt. Bei der Wirksamkeit kommt es also auf die Konzentration des Wirkstoffs im Blut an. Der wiederum hängt davon ab, wie viel vom Wirkstoff auf die Haut aufgetragen wird.

Dabei gilt ganz klar: umso mehr, desto mehr! Mit anderen Worten, tragen Sie die Salbe bei starkem Schmerz nicht nur an der schmerzhaften Stelle im Kreuz auf, sondern verteilen Sie sie großzügig über die gesamte Rückenfläche. Sie können auch andere besser zugängliche Körperregionen mit der Salbe bearbeiten.

KILLER-TIPP

Ist gerade niemand zur Stelle, um Ihnen den Rücken einzureiben, verteilen Sie die Salbe mit dem wichtigen Wirkstoff auf beiden Oberschenkeln. Da haben Sie eine ausreichend große Fläche zur Verfügung. Durch die Aufnahme des Wirkstoffs über den Blutweg kommt, obwohl weit vom Rücken entfernt, dennoch eine ausreichende Menge an Ihrer Problemstelle im Rücken an.

Gängige Präparate mit schmerzlindernder Wirkung sind u. a. Mobilat, Voltaren, Arthrex, Diclofenac, Dolobene oder Spalt mobil. Salben zeichnen sich vor allem durch eine recht einfache Handhabung und mannigfaltige Anwendungsmöglichkeiten an vielen Körperbereichen aus.

4 Naturmittel gegen Schmerzen

Präparate mit schmerzstillender und entzündungshemmender Wirkung kommen auch in der Natur vor. Wer den Erzeugnissen der modernen Medizin in Form von Tabletten oder Säften eher ablehnend gegenübersteht, ist mit Naturprodukten besser bedient. Seit Jahrhunderten werden sie von uns Menschen erfolgreich im Kampf gegen Schmerzen – und damit auch gegen Rückenschmerzen – eingesetzt.
Weit verbreitete und einfach zu beschaffende natürliche Schmerzmittel sind Arnika, Weidenrinde, Teufelskralle, Pestwurz oder Kampfer. In diesen Präparaten finden sich schmerzstillende Bestandteile, die auch Ihnen im Kampf gegen die Rückenschmerzen als treue Verbündete zur Seite stehen. Inzwischen ist sogar wissenschaftlich nachgewiesen, dass die Wirkstoffe in den genannten Naturmitteln Positiveffekte gegen Schmerzen und Entzündungen besitzen. Im Kampf gegen lästige Rückenschmerzen sollten Sie ruhig einmal zu einem Naturprodukt greifen und die wohltuende Wirkung einer Arnikasalbe oder eines Wickels mit Weidenrindenextrakt gegen Schmerzen selbst erleben.

5 Kälte oder Wärme – je nach Typ

Die Effekte von thermischen Anwendungen sind bei Kälte und Wärme grundlegend dieselben. Beides bringt Ihnen eine reaktive Mehrdurchblutung in dem Bereich, auf den Kälte oder Wärme einwirken. Das erkennen Sie an einer Rötung der Hautoberfläche. Eine größere Durchblutung regt darüber hinaus den Stoffwechsel an: Sie erreichen dadurch eine bessere Versorgung mit Nähr- und Baustoffen sowie einen erhöhten Abtransport von Abfallstoffen aus dem Gewebe. Damit unterstützen sie die Wundheilung und reduzieren eine vorhandene Entzündung. Außerdem unterbindet eine Kälte- oder Wärmeanwendung die Weiterleitung von Schmerzreizen, da unser Nervensystem für die Weiterleitung von Schmerz-, Wärme- und Kältereizen dieselben Nervenbahnen benutzt. Allerdings kommt nur der stärkste Reiz durch. Genau darin liegt der Vorteil der Thermoanwendung: Bieten Sie Ihrem Körper Kälte- oder Wärmereize an, gehen die Schmerzreize in dieser intensiven Reizflutung meist unter. Finden Sie für sich heraus, welche Anwendung für Sie die angenehmste und effektivste ist.

Wärmepflaster oder -auflagen versprechen eine einfache Anwendung mit entspannender Wärmeproduktion. Es gibt bei den Produkten unterschiedliche Wärmequellen, da verschiedene Mechanismen für die Wärmeproduktion zur Anwendung kommen. Bei Thermopflastern entsteht die Wärme durch einen Hautkontakt mit reizenden Substanzen wie z. B.

Erste Hilfe

> **KILLER-TIPP**
>
> Die Wärmepflaster von Hansaplast, Gothaplast, Thermacare oder auch von Rheumaplast zeichnen sich beispielsweise durch eine einfache Anwendung und eine ausgeklügelte sowie sichere Wärmetechnik aus.

Pfefferextrakt, ätherischen Ölen oder Ähnlichem. Die Schmerz- und Wärmerezeptoren der Haut werden durch den direkten Kontakt gereizt, und eine subjektive Wärmeempfindung setzt ein. Die Entstehung der Wärme liegt bei diesem Verfahren jedoch in der Haut – ohne große oder intensive Tiefenwirkung. In den Wärmeauflagen sind Zellen eingearbeitet, gefüllt mit einer Kombination aus Salz, Aktivkohle, pulverisiertem Eisen und Wasser. Durch den Luftkontakt nach dem Öffnen wird eine schnelle Oxidation in Gang gesetzt, die eine intensive Wärme produziert. Die Wärmequelle liegt direkt am Körper an, und durch eine konstante Wärmeproduktion wirkt sie bis in die tieferen Gewebeschichten und erreicht eine optimale Tiefenwirkung bis ins betroffene Muskel- und Bindegewebe.

Wenn Sie durchblutungsfördernde Mittel nehmen, sollten Sie mit der Anwendung von Wärme (Thermopflaster, Rotlicht etc.) sehr vorsichtig sein. Die wechselseitigen Wirkungen von Medikamenten und Wärmeträgern können sich extrem verstärken.

6 Wohltuende Bäder mit Zusätzen

Ein wärmendes Vollbad mit angenehmen Badezusätzen wie z. B. Salz (gern wird hier auch Meersalz hinzugegeben) oder ätherischen Ölen bringt ebenfalls eine wohlige Entspannung für die verkrampfte Muskulatur und das betroffene Bindegewebe bei Rückenschmerzen. Achten Sie jedoch darauf, nicht zu lange im wärmenden Nass zu liegen. Sonst kann es Ihnen passieren, dass Sie bei einsetzender Tiefenentspannung nicht mehr ohne Schmerzen aus der Badewanne steigen können. Unter Umständen kann die Muskulatur nämlich keine hohe oder ausreichende Schutzspannung für Bewegungen mehr aufbauen. Ein kürzerer Aufenthalt im wärmenden Vollbad mit anschließendem Ruhen – gut verpackt! – ist mindestens ebenso zielführend.

7 Warmduschen bei steigender Wassertemperatur

Wenn Sie keine Zeit für ein wärmendes Vollbad haben, kann auch eine warme Dusche wohltuend wirken und zur Muskelentspannung und Schmerzreduktion beitragen. Beginnen Sie bei den Füßen und Händen und arbeiten Sie sich in Richtung Körperzentrum (Rumpf, Bauch und Rücken) vor. Dabei steigern Sie die Wassertemperatur langsam, aber stetig, bis Sie Ihre individuelle Wohlfühlwärme erreicht haben. Es empfiehlt sich, nicht mit maximaler Wärme zu beginnen, sondern geben Sie Ihrem Körper die Möglichkeit, sich langsam an die steigende Temperatur zu gewöhnen. Dadurch wird auch die Entspannungsfähigkeit Ihres Organismus trainiert und verbessert.

8 Kartoffel- und Senfmehlkompressen

Ein Mittel aus der Abteilung »Was die Oma noch wusste!« sind Kompressen oder Wickel mit heißen Kartoffeln oder in Wasser aufgelöstem Senfmehl. Zerdrücken Sie ein paar heiße Kartoffeln und wickeln diesen Brei in ein Geschirr- oder Handtuch. Dieses legen Sie dann auf die schmerzhafte Stelle in Ihrem Rücken – und genießen anschließend die Wärmeeinwirkung.

Für eine Senfmehlkompresse benötigen Sie Senfmehl aus der Apotheke oder einem gut sortierten Feinkostladen. Lösen Sie fünf bis sechs Esslöffel Senfmehl mit heißem Wasser zu einem Brei. Diesen bringen Sie dann auf einem Geschirrtuch auf und schlagen das Tuch gut um. Legen Sie diesen Wickel auf die schmerzende Rückenregion und decken das Ganze zusätzlich noch mit einem Handtuch ab.

Achtung: Der Senfmehlbrei sollte mit der Haut keinen direkten Kontakt haben, da sonst sehr starke, höllisch brennende Hautreizungen entstehen können. Diese intensive Wärmeanwendung ist gut geeignet bei Schmerzen, Muskelkrämpfen, Gelenksteifigkeit oder Schlafstörungen. Vorsicht bei Entzündungen!

9 Gesundheit aus der Wiese

Ein Heublumenkissen oder auch -säckchen enthält speziell ausgewählte Heublumen, die gesundheitswirksame Effekte bei Verspannungen, Schlafstörungen oder auch bei akuten Rückenschmerzen entwickeln. Das gefüllte Kissen in der Mikrowelle oder im Backofen erwärmen und anschließend auf das schmerzende Rückengebiet legen. Wärme genießen und einfach entspannen!

10 Kirschkernsäckchen und Wärmflasche

Etwas Warmes braucht der Mensch – und da hat die Werbung ausnahmsweise einmal recht. Wohltuend und entspannend kann es werden. Ein Kirschkernsäckchen oder die seit Generationen bewährte Wärmflasche kommen dem Bedürfnis sehr entgegen, binnen Kurzem mit Wärme versorgt zu werden. Beides lässt sich schnell zubereiten: Das Kirschkernsäckchen kann in der Mikrowelle schnell erwärmt werden; und in der Wärmflasche sorgt heißes Wasser aus dem Wasserkocher für die gewünschte Wärmewirkung im schmerzenden Rücken. Hinzu kommt noch ein weiterer Vorteil dieser kleinen Wärmewunder: die flexible Anwendung. Ein Kirschkernsäckchen ist bequem an viele Körperregionen »anzumodellieren« und damit beim abendlichen Fernsehritual auf dem Sofa ein wärmender Begleiter. Befestigen lassen sich die Wärmeträger mit einem Schal oder einem »Nierengurt«.

11 Technische Hilfsmittel

Wer eher auf mit Strom gespeiste Wärmequellen setzt, ist mit Wärmekissen oder dergleichen bestens bedient. Ob Heizdecke oder Rotlichtlampe die Wärme aus der Steckdose ist einfach zu handhaben und steht ebenfalls kurzfristig zur Verfügung. Unter den elektrisch beheizten Kissen finden sich mittlerweile verschiedene, sehr praktische Angebote, die speziell in der Schulter-Nacken-Region einzusetzen sind. So gibt es Wärmequellen, die in Form einer Weste den gesamten Rücken abdecken oder sich wie ein breiter Gürtel an die Lendenwirbelsäule anpassen. Für jeden Schmerzbereich lässt sich im Fachhandel etwas Passendes finden.

12 Wärmende Gels und Salben

Die meisten Wärmesalben arbeiten mit Kontaktstoffen, die eine starke Mehrdurchblutung der Haut auslösen. Die hohe Wärmeentwicklung erreicht auch die Muskeln und das tiefer liegende Gewebe. Durch die damit ausgelöste Mehrdurchblutung kommt es im Kontaktgebiet zu einer stark gesteigerten Stoffwechsellage. D. h., es werden mehr Bau- und Nährstoffe ins Gewebe eingeschleust und gleichzeitig Abfallprodukte aus dem Organismus abtransportiert. So kommt das mit der Salbe behandelte Körperareal auch in den Genuss einer kleinen Gewebedrainage. Eine Wärmeanwendung hat eine nicht zu unterschätzende Wirkung bei der Schmerzreduktion: Wärme entspannt bekanntlich Muskeln und das umgebende Bindegewebe und sorgt somit für eine Entlastung dieser Gewebestrukturen.

Wärmende Gels oder Salben zur äußeren Anwendung sollten stets mit Einmalhandschuhen aus Latex aufgetragen werden. Zu empfehlen sind u. a. die Produkte von Hansaplast, Finalgon oder Hot Thermo Dura C.

13 Manche mögen's kalt

Kälteanwendungen sind auch nicht ohne und unterscheiden sich in ihrem grundlegenden Effekt im Wesentlichen nicht von denen einer Wärmeanwendung. Entscheiden Sie nach persönlichem Empfinden, welche Form der Thermoanwendung für Sie angenehmer oder effektiver ist. Die Vorteile einer Kälteanwendung liegen in der unmittelbaren Reaktion des Gewebes und einer überaus schnellen Schmerzminderung, da Kältereize die Weiterleitung von Schmerzsignalen in unserem Nervensystem schnell und effektiv unterbinden. Die Wahrnehmung konzentriert sich auf die Kälte, da unser Körper nur den stärksten Reiz zu registrieren in der Lage ist, und die Schmerzwahrnehmung tritt in den Hintergrund. Somit bleibt der Schmerzreiz quasi auf der Strecke.

Es gibt verschiedene Möglichkeiten, den eigenen Körper gezielt der Kälte auszusetzen. Mit Eiswürfeln im Gefrierbeutel kann man auf der Haut reiben oder, eingewickelt in ein dünnes Geschirrtuch, diese auf die

Haut legen. Sie können auch mit einem Eiswürfel direkt auf der Haut reiben. Dann sollte die Anwendung jedoch nicht länger als 40 bis 60 Sekunden dauern. Eine ebenfalls überaus probate Methode wäre ein Kältepack aus dem Kühlschrank. Ein Kältepack von vier bis sieben Grad wird von unserer Haut bereits als kalt empfunden und ist für die genannten Positiveffekte völlig ausreichend. Eine solche Kälteanwendung können Sie bei Bedarf mehrmals am Tag durchführen. Dabei sollte die Anwendungszeit der Kälte auf der Haut nicht mehr als drei bis vier Minuten am Stück betragen. Für erste Erfolge in der Schmerzreduzierung, der Durchblutungssteigerung und damit auch der Stoffwechselanregung genügen meist schon 30 bis 40 Sekunden Kälte.

14 Liegen hilft

Für nahezu alle Beschwerden am Bewegungsapparat gibt es die schmerzreduzierende oder sogar komplett schmerzfreie Lagerung. Diese schmerzfreie Position müssen Sie für sich finden und anschließend regelmäßig einnehmen. Eine gute Möglichkeit der entlasteten und schmerzfreien Lagerung besteht in der Stufenlagerung. Dazu legen Sie sich auf den Rücken (gern auch auf dem Sofa) und beide Beine auf einen Würfel, einen Pezziball oder einen Hocker. Sie können auch einen Wäschekorb umdrehen, ein paar Decken oder Kissen auf ihm platzieren und Ihre Beine darauf ablegen. Die Hüft- und Kniegelenke sollten in jedem Fall in etwa 90 Grad gebeugt sein. In dieser Position kann die Lendenwirbelsäule gut entspannen, die Gelenke und Bandscheibenfächer werden entlastet, und meist lassen die Schmerzen auch bald nach.

Sie können aber auch mithilfe von Kissen gute Entlastungsmöglichkeiten finden, um z. B. die Lendenwirbelsäule zu stützen und zu unterlagern. Schieben Sie sich in Bauchlage Kissen unter das Becken oder in Rückenlage unter das Kreuzbein. Manchmal eignen sich auch leicht gebeugte bzw. verdrehte Positionen zur Entlastung der Wirbelsäule. Spielen Sie ganz frei mit den Bewegungsmöglichkeiten Ihres Rückens, experimentieren Sie mit Bauch-, Rücken- oder Seitenlage und finden Sie Ihre ganz persönliche Entlastungshaltung. Vielleicht tut Ihnen auch eine sitzende Position gut.

Zur Steigerung der Entspannung und Entlastung können Sie in Ihrer schmerzfreien Lagerung auch noch ein Wärmekissen, ein Kirschkernsäckchen oder eine Wärmflasche in den Rücken legen, siehe Killer »Kirschkernsäckchen und Wärmflasche« (Seite 28) und »Technische Hilfsmittel« (Seite 29).

15 Bewegung gegen den Schmerz

Achten Sie in Ihrem täglichen Leben auf eine ausreichende und abwechslungsreiche Bewegung; auf ihr wächst und gedeiht eine gute und stabile Körper- und damit auch angemessene Rückengesundheit. Bewegungsreize bilden starke und stabile Knochen aus, kräftigen unsere Muskeln und Gelenke und verleihen unserem Körper Elastizität und Beweglichkeit für alle Alltagsaufgaben. Damit erarbeiten wir uns einen optimalen Schutz vor Überlastung und Schmerz. Keine Frage, dass man sich immer und überall bewegen kann, wenn man will. Es ist lediglich eine Frage der Intensität, der Dauer und der Geschwindigkeit. Sie können eine Bewegung auf ganz unterschiedliche Arten durchführen, und Sie können eine Bewegung auch immer bestimmten Verhältnissen anpassen – z. B. an einen Rückenschmerz. Eine Bewegung kann schnell oder langsam, groß oder klein und mit verschiedenen Wiederholungen durchgeführt werden. Finden Sie Ihre optimale Wohlfühleinstellung und nutzen Sie diese zur Schmerzbekämpfung. Bei bestehenden Schmerzen bewegen Sie sich entsprechend langsam, Sie führen eine kleine Bewegung durch und wiederholen diese nur wenige Male hintereinander. Außerdem sollten Sie – je nach Zeit und Gelegenheit – die Bewegungsreize sinnvoll über den Tag verteilen. Wichtig ist: Bleiben Sie in Bewegung, denn diese wirkt doppelt gegen den Schmerz.

Durch Bewegung entsteht Wärme, weil der Kreislauf angeregt wird. Das führt insgesamt zu einer größeren Durchblutung im bewegten Körpergebiet und sorgt für eine bessere Versorgung mit Nähr- und Baustoffen. Durch diese Mehrdurchblutung werden gleichzeitig Abfall- und Entzündungsstoffe abtransportiert und das Gewebe gesäubert und gereinigt. Und Bewegung überlagert die Schmerzreize, da unser Körper glücklicherweise nur einen Reiz wahrnehmen kann: entweder Bewegung oder Schmerzen. Beides zur gleichen Zeit und gleich intensiv geht nicht! Diesem Umstand verdanken wir den schmerzlindernden Effekt intensiven Reibens, wenn wir uns beispielsweise mal den Ellbogen böse gestoßen haben.

Die gute Nachricht lautet also: Bewegungsreize überlagern den Schmerz, der Schmerz lässt nach und verschwindet eventuell ganz.

16 Eigenmassage tut gut

Dass Massagen einen wohltuenden, entlastenden und manchmal auch erlösenden Effekt haben, ist hinlänglich bekannt. Diese positiven Effekte lassen sich auch mit den eigenen Händen herbeiführen. Auch wenn die Eigenmassage längst nicht so angenehm und entspannend wirkt wie eine Massageanwendung beim Profi, mit ihr lassen sich dennoch zumindest die schlimmsten Verspannungen lösen, und auch eine Schmerzreduzierung ist durchaus im Bereich des Möglichen. Geeignete Massagetechniken für die Anwendung am eigenen Rücken sind vor allem Ausstreichungen, die Sie entweder mit der flachen Hand oder mit den Fingerknöcheln der Faust durchführen können. Dazu fahren Sie mit der Hand oder der Faust von oben nach unten, von rechts nach links oder in umgekehrter Richtung auf der Haut über die schmerzhafte Rückenzone. Ausstreichungen erhöhen wiederum vor allem die Durchblutung und fördern damit die Entspannung der schmerzgeplagten Muskulatur.

Kreisungen, also kreisende Bewegungen mit den Fingern, der Faust oder auch der flachen Hand, eignen sich im weiteren Verlauf vor allem dazu, das betroffene Gebiet intensiver zu bearbeiten und kleinere Verklebungen im Bindegewebe zu lösen. Ferner können Sie sanfte bis intensive »Klopfungen« vornehmen. Dazu beklopfen Sie den schmerzhaften Bereich im Rücken mit den Fingerkuppen, der Faust oder wieder mit der flachen Hand. Steuern Sie die Intensität nach persönlichem Empfinden. Die mechanischen Kontakte Ihrer Hand mit dem Rücken sind besonders effektiv zur Überlagerung von schmerzhaften Zuständen. Die Druck- und Klopfreize können einen bestehenden Schmerz effektiv überlagern und reduzieren. Des Weiteren können Sie auch die Haut und das darunterliegende Bindegewebe leicht abheben und sanft kneten. Dazu greifen Sie im schmerzhaften Bereich eine kleine Hautpartie mit Daumen und Zeigefinger und heben das gesamte Paket sanft ab. Kneten Sie nun zwischen den Fingern das Gewebe. Drücken Sie dabei aber nicht zu stark, um keine blauen Flecken zu hinterlassen.

17 Hilfen bei der Eigenmassage

Wem die Massagearbeit mit eigenen Händen und Fingern zu unkomfortabel erscheint, kann gern Hilfsmittel einsetzen, um die ersehnte Erleichterung herbeizuführen. Dazu eignet sich prinzipiell alles, womit sich auf die Muskeln der unteren Rückenpartie (den Bereich der Lendenwirbelsäule) Druck ausüben lässt. Aus sicherheitstechnischen Gründen sollten Sie auf alle Materialien verzichten, die Ihnen potenziell Schaden zufügen oder Sie verletzen können. Hierzu zählen sämtliche Gegenstände aus Glas (diese könnten zerbrechen und Schnittwunden verursachen). Aber auch Gegenstände mit scharfen Kanten oder spitzen Enden sind definitiv nicht geeignet. Am besten eignen sich professionelle Massagegeräte wie ein Igelball (ein Ball mit Noppen oder »Stacheln«), die Blackroll (ein Gerät zum Faszientraining, über das der Körper gerollt werden kann; siehe hierzu auch mein Buch im TRIAS Verlag »Blackroll – schmerzfrei & beweglich«) oder ein Tennisball. Bei vorsichtigem Umgang kann auch ein Nudelholz zweckentfremdet und eingesetzt werden. Mit diesen Gegenständen lässt sich der untere Rücken jedenfalls sehr effektiv bearbeiten, massieren und auflockern. Der Umgang mit den einzelnen Geräten setzt meist ein wenig Übung voraus, und Sie sollten sich nach der ersten Anwendung nicht gleich entmutigen lassen, wenn der Erfolg nicht so überwältigend ist, wie Sie sich das erwartet haben. Versuchen Sie es immer wieder, verändern Sie dabei den Druck (also die Intensität der Massage), oder massieren Sie einfach an einer anderen Stelle.

18 Kleben Sie sich ein Tape!

Die bunten Klebebänder (Kinesiotapes) sind momentan nicht nur unglaublich in, sondern bringen vor allem einen erstaunlichen schmerzlindernden und entspannenden Effekt – gerade auch bei Rückenbeschwerden. Ein gut angelegtes Tape reduziert bestehende Schmerzen, macht die Körperregion und das Gewebe stabil und schützt damit vor weiteren Verletzungen. Durch die aufgeklebten bunten Helfer werden nicht zuletzt verstärkt Hormone (Gewebshormone) ausgeschüttet, die sowohl eine Schmerzlinderung als auch eine Entzündungshemmung bringen. Speziell für den unteren Rücken hat sich das sogenannte Sterntape bewährt. Dabei werden vier Tapestreifen von gleicher Länge und mit abgerundeten Ecken über Kreuz aufgeklebt, sodass das fertige Tape optisch einem Stern ähnelt. Die Klebestreifen werden direkt auf der schmerzhaften Stelle angebracht.

Weiterhin hat es sich bewährt, zwei Tapestreifen rechts und links direkt neben der Wirbelsäule aufzukleben, wobei sie gern in vorgedehntem Zustand eingesetzt werden. Dazu wird der Oberkörper nach vorn gebeugt und der Rücken eher rund gemacht. Diese Art des Tapings nimmt vor allem Spannung aus der Muskulatur und hilft hervorragend gegen bestehende Schmerzen in der Lendenwirbelsäule.

Taping kann die Muskulatur anregen oder entspannen. So hat man es in der Hand, auf die jeweiligen Anforderungen und Bedürfnisse der verletzten und schmerzhaften Körperregion optimal zu reagieren.

Mit den Tapes können Körperregionen auch ruhig gestellt werden. Dazu wird das Tape so angebracht, dass die normale Beweglichkeit reduziert wird. Die betroffenen Regionen werden geschont, und einer Überbelastung wird vorgebeugt. Grundsätzlich kann ein Tape bei Gelenkproblemen, Muskel- oder Nervenstörungen und akuten Schmerzen eine effektive Hilfe sein. Also: Kleben Sie sich ein Tape!

19 Samba tanzen mit dem Triggerpunkt

Schmerzhaft verspannte Muskeln sind bei Rückenschmerzen häufig mit von der Partie und haben ein enormes Reizpotenzial. In dauerhaft verspannten Muskeln bilden sich gern Triggerpunkte. Dabei handelt es sich um eine extrem verspannte Zone in einem Muskel, der zum einen lokale Schmerzen auslösen und zudem noch Ausstrahlungen in seine sogenannte Referenzzone (ein benachbartes Körpergebiet) verursachen kann. So können Muskeln in der Hüft-Becken-Gesäß-Region auch für Rückenschmerzen verantwortlich sein.

Tasten Sie die verspannten Muskeln mit den Händen ab und lokalisieren Sie die am stärksten verspannten Bereiche in diesen Muskeln. Nun drücken Sie mit den Fingern, der Faust oder den Fingerknöcheln genau in diesen verspannten Bereich und behalten den Druck bei. Alternativ können Sie auch mit einem Tennisball Druck in den Muskel ausüben. Halten Sie diesen Druck im Muskel für 60 bis 90 Sekunden. In dieser Zeit sollten die Schmerzen langsam abnehmen. Bleibt der Schmerz bei Ihnen aber konstant, sollten Sie die Druckstelle im Muskel etwas verlagern und erneut Druck ausüben.

Eine wichtige Muskel- und Triggerzone für Rückenschmerzen im Lendenbereich ist z. B. die Gesäßmuskulatur. Nehmen Sie für eine Triggeranwendung einen Tennisball, den Sie unter eine Gesäßhälfte legen. Diese Druckanwendung ist im Sitzen oder Liegen durchzuführen. Positionieren Sie den Tennisball an der schmerzhaften Stelle im Gesäß und achten Sie darauf, dass dabei keine Ausstrahlungen ins Bein entstehen. Beginnt es im Bein zu kribbeln oder wird es taub oder pelzig, verlagern Sie umgehend den Tennisball. Bleiben Sie nun so lange auf dem Ball liegen, bis die Schmerzen langsam nachlassen und der Muskel sich wieder entspannt.

Diese schmerzhaften Veränderungen in einem Muskel können durch einseitige Belastungen ebenso wie durch kleinere Verletzungen ausgelöst werden. In der Folge wird der betroffene Muskel verletzungsanfälliger, er verliert Elastizität und er wird schmerzhaft. Oft finden sich auch andere Symptome wie Bewegungseinschränkung an den angrenzenden Gelenken, Kraftverlust des Muskels oder auch Koordinationsverlust bei sportlichen Bewegungsabläufen. Die Entspannung über diese aktivierten Triggerpunkte wirkt direkt am Entstehungsort der Beschwerden und löst meist sehr schnell die Verspannungen. Triggerbehandlungen sind damit ein schnelles und effektives Mittel zur Schmerzauflösung. Lediglich bei einer akuten Entzündung der Muskeln oder auch bei Faserrissen sollte mit äußerster Vorsicht daran gearbeitet werden. Am besten holen sie sich in diesem Fall Rat bei ihrem Arzt oder Physiotherapeuten.

Wege aus dem Schmerz

Um Schmerzen dauerhaft zu vermeiden, verfolgen Sie die Strategie der Prävention – rechtzeitige Hilfe zur Selbsthilfe.

Vorbeugung ist die beste Medizin

Die meisten Menschen beginnen sich erst dann um die Gesundheit ihres Rückens zu kümmern, wenn dort die ersten Schmerzen auftauchen. Doch das muss nicht sein. Mit einem individuell auf den Rücken abgestimmten Trainingsprogramm lässt sich Prävention kinderleicht bewerkstelligen.

Ein wichtiger Baustein bei der Optimierung der Rückengesundheit und der Prävention von Erkrankungen und Funktionsstörungen ist ein kontinuierliches Training der Wirbelsäule (der Gelenke, der Nerven und der Muskulatur). Wählen Sie aus dem großen Übungsangebot jene aus, bei denen Sie ein gutes Gefühl haben und die Ihnen am meisten bringen. Etliche nützliche Anregungen finden Sie auch in meinem TRIAS-Titel »Schwachstelle Rücken«. Es ist immer bes-

ser, bei noch intaktem Rücken aktiv zu werden und mit dem verantwortungsvollen Bewegungsverhalten oder einem Training nicht bis zum ersten Schmerz zu warten. Die folgenden fünf Übungen erleichtern Ihnen den Einstieg in ein kleines Ganzkörpertraining, das der Rückenoptimierung dient. Beginnen Sie mit diesen fünf einfachen Übungen und bauen Sie Ihr Trainingsprogramm kontinuierlich mit weiteren Übungen aus.

Kräftigung der Rückenmuskulatur

Ausgangsstellung ist der Vierfüßlerstand. Gehen Sie dazu auf Hände und Knie. Achten Sie darauf, dass die Knie auseinander sind, sodass eine Faust noch dazwischen passt, und Ihre Hände hüftgelenkbreit vor der Schulter auf dem Boden stehen. In dieser Position strecken Sie immer diagonal einen Arm nach vorn und ein Bein nach hinten (rechter Arm mit dem linken Bein, linker Arm mit dem rechten Bein). Heben Sie für zwei bis drei Sekunden Arm und Bein bis zur Schulter bzw. hüfthoch an. Dann wechseln Sie die Diagonale. Von jeder Diagonalübung machen Sie 20 Wiederholungen, dann eine Pause von 30 Sekunden. Insgesamt werden vier Durchgänge gemacht. Zur Steigerung der Intensität bringen Sie im Vierfüßlerstand einen Ellbogen und das diagonale Knie unter Ihrem Oberkörper zusammen. Nun strecken Sie Arm und Bein 10-mal, bevor Sie die Diagonale wechseln. Auch hier sind mit jeder Diagonale vier Durchgänge zu machen.

Mobilisieren Sie die Drehfähigkeit der Wirbelsäule

Ausgangsstellung ist wiederum der Vierfüßlerstand. Heben Sie im Wechsel einen Arm seitlich an und strecken ihn in Richtung Decke (bis die Handinnenfläche nach oben zeigt). Dabei drehen Sie den Oberkörper mit und schauen dem gestreckten Arm nach. Mit jedem Arm machen Sie 20 Wiederholungen, dann eine Pause von 30 Sekunden. Insgesamt vier Durchgänge dieser Übung.

Kräftigung der Bauchmuskulatur

Für diese Übung benötigen Sie einen Luftballon oder einen Ball mit einem Durchmesser von etwa 20 bis 30 Zentimeter. Ausgangsstellung für das Bauchmuskeltraining ist die Rückenlage. Heben Sie die Füße vom Boden ab, bringen die Knie zusammen und klemmen

den Ball (Luftballon) zwischen beide Knie und Ellbogen. Die folgende Übung gibt es in drei Varianten:
1. Sie lösen immer im Wechsel ein Knie vom Ball.
2. Sie lösen immer im Wechsel einen Ellbogen vom Ball.
3. Sie lösen immer diagonal Ellbogen und Knie gleichzeitig vom Ball.

Ball oder Luftballon dürfen bei der Bewegung nicht herausfallen, sondern müssen stets gehalten werden. Beginnen Sie mit den Übungsvarianten 1 und 2 und steigern Sie deren koordinative Ansprüche mit der dritten Variante. Wiederholen Sie die Bewegung mit jeder Seite 10-mal, machen Sie eine Pause von ca. 30 Sekunden und absolvieren Sie vier Durchgänge der Übung.

Diese Übung ist besonders schonend, da dabei keine allzu großen Kräfte auf die Lendenwirbelsäule einwirken. Sie können die Hebel (Arm- und Beinlänge) selbst einstellen und kontrollieren.

Rückenschaukel

Ausgangsstellung ist die Rückenlage mit aufgestellten Beinen. Bewegen Sie beide Oberschenkel an den Oberkörper und halten die Beine mit den Händen an den Knien. Heben Sie dann den Kopf vom Boden ab und machen Sie Ihren Rücken rund wie einen nach oben offenen Bogen. Schaukeln Sie nun auf dem Rücken 20-mal vor und zurück. Nach einer Pause von 30 Sekunden folgt der nächste Durchgang .

Hüftbeugen

Ausgangsstellung ist die Rückenlage mit aufgestellten Füßen. Heben Sie im Wechsel immer ein Bein vom Boden ab und bringen Sie den Oberschenkel dicht an den Oberkörper. Gern können Sie mit den Händen nachhelfen. Dazu greifen Sie das Bein unterhalb des Kniegelenks und ziehen es an den Oberkörper heran. Führen Sie nun im Wechsel zehn Wiederholungen pro Seite aus. Nach einer Pause von 30 Sekunden folgt der nächste von insgesamt vier Durchgängen.

20 Arbeiten am Körpergefühl

Die größten Gefahren für Rücken und Gelenke lauern im Alltag. Ob es eine monotone Körperhaltung im Sitzen oder Stehen ist, eine stets wiederkehrende Überlastung wie das Anheben von schweren Kisten oder dem vollen Putzeimer. Erkennen Sie Ihre persönlichen Gefahrenstellen und lernen Sie, diese konsequent zu vermeiden.

Das einzig wahre »richtige Stehen« gibt es nicht. Beim Stehen kommt es vielmehr auf die Kontrolle der kleinen Details an, mit denen man den Körper auf Dauer zu stark belastet. Jede Form der einseitigen, ständig wiederkehrenden Belastung ist für den menschlichen Körper auf Dauer eher schädlich und hinterlässt deutliche Spuren am Bewegungsapparat. Verspannte Muskeln, steife und unbewegliche Bewegungsrichtungen bei einzelnen Gelenken oder an der Wirbelsäule sind die unausbleibliche Folge. Letztlich ist alles eine Frage der Dosis. Beim Stehen lastet das gesamte Körpergewicht auf den Beinen. Eine gleichmäßige Belastungsverteilung auf beide Seiten belastet auch das Becken gleichmäßig. Und auf dem Becken steht bekanntlich die Wirbelsäule. Treten einseitige Lasten auf (zu viel Belastung auf einem Bein oder ein abgeknickter Oberkörper), setzt sich das in einer unausgeglichenen Beckenbalance ungünstig fort. Steht das Becken erst einmal schief, kann die Wirbelsäule sich auch nicht mehr gerade halten. Fehlbelastungen sind damit vorprogrammiert. Der Krug geht bekanntlich so lange zum Brunnen, bis er bricht – oder man einen Bandscheibenvorfall erleidet.

Wichtig ist also, nicht zu lange und vor allem nicht zu lange still zu stehen. Verlagern Sie das Körpergewicht immer wieder, kontrollieren Sie Ihre Bauchspannung und spielen Sie ein wenig mit dem Anspannen der Bauchmuskulatur. Richten Sie ferner immer wieder den Rücken auf und ziehen die Schultern leicht nach hinten; das erleichtert die Aufrichtung der Wirbelsäule. Diese Körperhaltung können Sie nicht dauerhaft beibehalten, aber das ist auch nicht das Ziel. Bei dieser Übung geht es um die Variabilität der Performance. Achten Sie beim Stehen auf Folgendes:
- Verlagern Sie Ihr Körpergewicht immer wieder nach rechts oder links bzw. vor oder zurück
- Bewegen Sie zwischendurch Ihr Becken (Becken nach vorn oder nach hinten kippen).
- Ab und an die Bauchmuskeln anspannen.
- Stellen Sie nicht immer dasselbe Bein nach vorn.
- Richten Sie Ihren oberen Rücken auf.

- Ziehen Sie manchmal die Schulterblätter an der Wirbelsäule zusammen.
- Halten Sie die Schultern ab und zu nach hinten angespannt.
- Vermeiden Sie immer wiederkehrende Stehgewohnheiten.

Stellen Sie sich aus den genannten Tipps eine kleine Übungseinheit zusammen, und gestalten Sie das Stehen abwechslungsreicher. Das ist der beste Schutz vor Überbelastung – und vor Rückenbeschwerden.

21 Entdecken Sie das richtige Sitzen

Entdecken Sie das Sitzen neu. Dazu brechen Sie mit alten Gewohnheiten und gestalten Ihre Sitzgewohnheiten abwechslungsreich für Ihren Körper. Überraschen Sie sich also selbst mit neuen Bewegungen und Haltungen. Mit dem Sitzen ist es wie mit dem Stehen: Es gibt nicht die eine richtige Sitzhaltung. Beim Sitzen werden die Belastungen hauptsächlich über das Becken verteilt, und die Wirbelsäule wirkt als Hebel, wobei im Sitzen die Beinposition auch nicht ohne Auswirkung auf die Wirbelsäule bleibt. Stehen die Füße zu weit unter dem Sitzmöbel (weil die Knie gern stark gebeugt und die Füße unter den Sitz gestellt werden), kann das Becken nach vorn kippen. Es kommt zu einer Hohlkreuzhaltung mit verstärkter Belastung der Lendenwirbelsäule. Bei übergeschlagenen Beinen richtet sich das Becken eher auf, und die

Lendenwirbelsäule wird tendenziell rund (Rundrücken). Beide Sitzhaltungen sind für eine gute Rückengesundheit auf Dauer ungünstig.

Darauf sollten Sie beim Sitzen unbedingt achten:
- Kontrollieren Sie die Position der Füße und stellen Sie Ihre Füße immer wieder nebeneinander auf.
- Bewegen Sie das Becken im Sitzen vor und zurück.
- Verlagern Sie ab und zu das Körpergewicht auf eine Gesäßhälfte (für ca. zwei bis drei Minuten).
- Richten Sie im Sitzen den Oberkörper auf, ohne dass sich das Brustbein dem Becken nähert.
- Lassen Sie zwischendurch die Schultern vor und zurück kreisen.
- Lösen Sie die Verspannungen im Nacken durch sanfte Massage der dortigen Muskulatur.

Stellen Sie sich aus den genannten Tipps eine kleine Übungseinheit zusammen, und gestalten Sie das Sitzen abwechslungsreicher. Kreieren Sie auf Ihre individuellen Bedürfnisse hin abgestimmte Bewegungsspiele, die Ihren sitzenden Alltag etwas gesünder gestalten.

22 Sitzen im Auto

Im Auto zu sitzen ist nicht so gut, wie es sich vielleicht anfühlt. Zumindest nicht für die Wirbelsäule. Verbringen Sie einen Großteil des Tages sitzend im Auto, müssen Sie Ihre Haltung immer wieder verändern und mit zunehmender Fahrzeit häufige, ausge-

> **KILLER-TIPP**
>
> Treten die gleichen Belastungen in Form von eingefahrenen Sitzhaltungen immer wieder auf, ist die Schädigung der Wirbelsäule förmlich abzusehen. Die Lösung liegt in einem variabel gestalteten Sitzen. Ändern Sie deshalb so oft wie möglich die Sitzhaltung. Ihre Wirbelsäule wird es ihnen danken!

dehnte Bewegungspausen einlegen. Im Auto können Sie die Sitzhaltung nicht so variabel gestalten wie z. B. am Schreibtisch, da Sie nicht unentwegt anhalten, aufstehen und sich bewegen können. Deshalb müssen Sie die Pausen für Bewegung aktiv einplanen und einen Parkplatz ansteuern. Umso wichtiger sind kleine (!) Übungen hinter dem Steuer, die Sie sicher durchführen können, ohne die allgemeine Verkehrssicherheit zu gefährden. Nutzen Sie alle sich bietenden Möglichkeiten. Hier ein paar erprobte Vorschläge:

- Machen Sie kleine »Sitzliegestütze« am Steuer. Dazu ziehen Sie den Oberkörper etwas nach vorn; dann drücken Sie sich wieder in den Sitz.
- Verlagern Sie abwechselnd für 20 bis 30 Sekunden Ihren Schwerpunkt im Sitzen auf eine Gesäßseite.
- Bewegen Sie zwischendurch die Beine. Bei eingeschaltetem Tempomat machen Sie zwischendurch ein paar Schritte auf der Stelle.
- Bewegen Sie das Becken, indem Sie es nach vorn und zurück kippen.

- Drücken Sie die Lendenwirbelsäule in den Sitz nach hinten.
- »Wachsen« Sie im Autositz und versuchen, mit dem Kopf die Autodecke zu erreichen.

Da fällt mir noch die Geschichte einer Rückenpatientin ein, die sie mir aus ihrem kleinen familiären »Taxiunternehmen« erzählte: Diese Fahrten bestanden darin, die drei heranwachsenden Kinder fast jeden Nachmittag von einem Termin zum nächsten zu bringen. Häufig musste sie auch noch warten, um die Kinder wieder einzusammeln und nach Hause zu bringen. Auf diese Weise verbrachte meine Patientin mehrere Stunden am Tag im Auto – und ihre Rückenschmerzen nahmen stark zu. Erst mithilfe eines gezielten Bewegungsprogramms, mit dem sie das Sitzen im Auto variabel gestaltete, und von kleinen Spaziergängen in den Wartezeiten bekam sie ihre Beschwerden wieder in den Griff.

23 Ergonomischer PC-Arbeitsplatz

Eine Patientin, die nach der Geburt ihrer Zwillinge stundenweise als Kundenberaterin bei einem großen deutschen Kreditinstitut arbeitete, berichtete mir von ihrem Arbeitsplatz: Bei Beratungsgesprächen sitzt sie dem Kunden gegenüber an einem Tisch. Rechts von ihr steht der PC, den sie für Eingaben ins Beratungsformular und für Berechnungen benötigt. So muss sie sich immer wieder stark verdrehen, wenn sie mit den Kunden spricht oder am PC arbeitet. Danach fühlte sie sich »wie durch den Wolf gedreht« und klagte über starke Rückenschmerzen. Nach einer ergonomischen Beratung wurde eine geeignete Lösung für ihren Arbeitsplatz gefunden, wodurch auch die Belastung der Wirbelsäule erheblich reduziert wurde. Das trieb den Heilungsprozess deutlich voran.

Wie viel Zeit verbringen Sie täglich am Schreibtisch sitzend? Dort lauern auf unseren Bewegungsapparat viele Belastungsfallen – mit negativen Auswirkungen auf die Rückengesundheit. Ein PC-Arbeitsplatz besteht aus verschiedenen Komponenten. Jede einzelne kann individuell angepasst werden und damit zu Ihrer Entlastung beitragen. Der Schreibtisch sollte im Optimalfall höhenverstellbar sein. Sonst verwenden Sie ein Fußpodest, um die Höhe anzupassen. Beim Schreibtischstuhl benötigen Sie eine stufenlose Höhenverstellung und eine anpassbare Rückenlehne. Nutzen Sie diese Möglichkeiten. Angenehm sind auch Armlehnen, um die Unterarme und Ellbogen abzulegen. Monitor, Tastatur und Schreibtischstuhl sollten möglichst in einer geraden Reihe stehen. Vermeiden Sie Aufstellungen über Eck, bei der der Monitor rechts oder links von der Tastatur steht. Der Abstand zwischen Augen und Monitor sollte zwischen 50 und 90 Zentimeter betragen. Achten Sie auch darauf, dass vor der Tastatur genügend Platz ist, um die Hände aufzulegen. Dafür reichen in der Regel zehn bis 15 Zentimeter. Ferner können Sie eine Handballenauflage anbringen, die die Handgelenke zur Entlastung stützt und Ihre Nackenmuskeln wie auch die sie versorgenden Nerven mechanisch schont. Zwischen Tastatur und Monitor sollte genügend Platz für Papiere, Akten oder sonstige Unterlagen sein. Wenn die Unterlagen, mit denen Sie arbeiten, z. B. zwischen der Tastatur und den Händen liegen, ist das nicht nur unbequem, sondern provoziert auch eine unangenehme Nackenposition. Achten Sie schließlich auf genügend »Greifraum« und ausreichende Arbeitsfläche auf dem Schreibtisch links und rechts von der Tastatur. Denn beengtes Arbeiten bedeutet meist unnötigen körperlichen Stress und Anspannung für die benutzte Muskulatur.

24 Sammeln Sie neue Bewegungserfahrungen

Um das Sitzverhalten zu optimieren, abwechslungsreicher zu gestalten und die Wirbelsäule zu entlasten, hat sich der Einsatz unterschiedlicher Sitzmöbel bewährt. Wechseln Sie die Sitzgelegenheit so oft wie möglich. Lernen Sie z. B. die Vorzüge des bewegten Sitzens auf einem Pezziball kennen. Da es beinahe unmöglich ist, auf einem Ball still zu sitzen, werden Sie die Möglichkeiten dieses Sitzmediums erkunden – und sich bewegen. Das bringt neue Erfahrungen beim Sitzen und aktiviert vor allem Ihre Muskeln. Ein Hocker stellt eine weitere neue Sitzmöglichkeit dar. Ohne Rückenlehne sind die aufrichtenden Muskeln übrigens aktiver.

Jede Sitzgelegenheit hat Vorteile, an die Sie sich aber nicht unbedingt gewöhnen sollten. Denn Gewöhnung und Bequemlichkeit sind die natürlichen Feinde der

Rückengesundheit. Deshalb mein Rat: Wechseln Sie öfter für kurze Zeit die Sitzgelegenheit, nutzen Sie die Vorteile aktiven Sitzens und stärken die Muskelkontrolle für Ihre Wirbelsäule.

25 Die Tücken des Haushalts

Im Haushalt passieren laut Statistik die meisten Unfälle – mit einer nicht unerheblichen Anzahl von Verletzungen am Bewegungsapparat. Gerade bei alltäglichen oder scheinbar leichten Arbeiten und Aktivitäten machen wir uns weiter keine Gedanken über die tatsächlichen Belastungen für unseren Körper. Wir betreiben gern Raubbau an uns und unserer Leistungsfähigkeit. Das Motto muss folglich lauten: »Erkenne die Gefahren des Alltags und halte sie in Grenzen!«

Nehmen wir z. B. die Küche: Eine zu niedrige Arbeitshöhe stellt für die Wirbelsäule eine unangenehme Belastung dar. Der Oberkörper muss zwangsläufig nach vorn verlagert werden, was eine enorme Hebellänge für die Wirbelsäule bedeutet und im Lendenbereich für Spitzenbelastungen sorgen kann. Die optimale Arbeitshöhe in Küche und Haushalt (gilt auch fürs Bügeln) liegt bei etwa zehn bis 15 Zentimeter unter den Ellbogen. Sollten Sie Ihre Küche gerade neu einrichten, beherzigen Sie diesen Tipp und berücksichtigen beim Einbau der Arbeitsplatte Ihre individuelle Arbeitshöhe. Liegt diese unter dem angegebenen Wert, sollten Sie auf jeden Fall darauf achten, so dicht

KILLER-TIPP

Setzen Sie beim Bügeln eine Stehhilfe – z. B. einen kleinen Hocker – ein, an die Sie sich beim Bügeln anlehnen können. Diese kleine Maßnahme erleichtert Ihnen die Arbeit immens und reduziert außerdem die Belastungen im unteren Rückenbereich.

wie möglich an der Arbeitsplatte zu stehen. Dadurch wird ein zu weites Vornüberbeugen des Oberkörpers vermieden und Ihre Wirbelsäule geschont. Und beim Bügelbrett nutzen Sie zum Einstellen der richtigen Höhe die vorhandene Arretierung.

26 So kommen Sie leichter ans Ziel

Um sich nicht unnötig lange und häufig zu strecken und dabei die Wirbelsäule lang zu machen, wie beim Fensterputzen oder Einräumen von Geschirr ins oberste Schrankfach, ist es besser, für diese Arbeiten auf einen Hocker oder eine kleine Trittleiter zu steigen. Dadurch werden die Hebelverhältnisse an der Wirbelsäule unter Kontrolle gehalten: Sie stehen dichter an der Arbeit, benötigen weniger Kraft und riskieren keine langen Belastungshebel. Häufig belasten wir unseren Körper aus Gewohnheit falsch bzw. unverhältnismäßig stark, vor allem dann, wenn es vermeintlich schnell gehen soll. Hinterfragt man jedoch dieses Verhalten, gibt es meist einen gesünderen Weg. Der muss allerdings erst ein paar Mal beschritten werden, bevor wir ihn akzeptieren und wie gewohnt im Alltag umsetzen.

Gleiches gilt übrigens für alle Arbeiten, bei denen Sie die Arme und Hände über das Schulterniveau anheben müssen: Sie sind sehr kräftezehrend und mechanisch belastend. Gehen einem dabei die Kräfte aus, fängt der Körper automatisch an auszuweichen, sodass die Belastungen nicht mehr kontrolliert und im Zaum gehalten werden können. Versuchen Sie deshalb, Arbeiten wie das Schneiden der Hecke, das Tapezieren oder Streichen der Wohnung sowie der Zimmerdecken oder den großen Hausputz zeitlich zu portionieren. Legen Sie regelmäßige Pausen ein!

In diesem Zusammenhang fällt mir ein Patient ein, der im Oktober, November jedes Mal zu mir in die Praxis kommt. Nach dem jährlichen Heckenschnitt mit der schweren Heckenschere treten bei ihm regelmäßig Rückenschmerzen auf. Bislang hat er meinen Rat, diese Arbeit auf zwei Tage zu verteilen, stets mit den Worten in den Wind geschlagen: »Ich will schließlich ja auch fertig werden!« Dass er sich dafür Zeit für die Behandlung nehmen und die Rückenschmerzen ertragen muss, scheint ihm nicht in den Sinn gekommen zu sein. Ein gutes Beispiel, wie uns die Macht der Gewohnheit oft in die Quere kommt. Versuchen Sie deshalb, mit alten Angewohnheiten zu brechen und sich rückenfreundlicher zu verhalten. Ihr Bewegungsapparat wird es Ihnen danken.

27 Richtige Haushaltsgeräte für den Rücken

Und die Länge ist doch entscheidend – zumindest bei den Arbeitsgeräten in Haushalt und Garten. In der Kürze liegt die Würze! Das gilt aber nur für die Hausarbeit an sich, nicht aber für die dabei eingesetzten Hilfsmittel. Sie sollten unbedingt darauf achten, beim Staubsaugen, Kehren oder Swiffern eine aufrechte Körperhaltung einzunehmen. Ist der Stab zu kurz, müssen Sie den Oberkörper stärker nach vorn beugen; diese Belastung ist für Ihren Rücken auf Dauer nicht bekömmlich. Achten Sie beim Kauf des nächsten Kehrgerätes oder des neuen Staubsaugers auf eine ausreichende Stablänge, die Ihrer Körpergröße entspricht. Am besten testen Sie die verfügbaren Längen im Fachgeschäft vor Ort.

28 Schwere Gegenstände und die Folgen

Sprudelkisten, Wäschekörbe oder auch Einkaufstaschen zu heben und zu tragen gehört zum alltäglichen Leben. Das Bügelbrett muss umgestellt, die Couch verrückt werden, um den Boden wischen zu können, und ab und zu ist ein Korb mit Holz ins Haus zu bringen, um den Kamin in Gang zu setzen. Nichts Außergewöhnliches! Trotzdem passiert es, dass bei diesen Aktivitäten die Rückengesundheit leidet und plötzlich der Schmerz einschießt.

Zum Heben und Tragen eines Gegenstands braucht es ein gewisses Maß an Körperkraft. Die Kraft eines Menschen ist variabel und hängt von verschiedenen Faktoren ab wie dem Alter, dem Geschlecht, dem Körperbau, dem Gesundheitszustand, dem Trainingszustand des Körpers. Mit zunehmendem Alter nimmt die Kraft eines Menschen langsam, aber stetig ab, und auch die Belastbarkeit der körperlichen Strukturen reduziert sich kontinuierlich. Häufig sind die zu hebenden Gegenstände nicht nur schwer, sondern auch sperrig und unpraktisch. Damit gehen wir eine unkontrollierbare Körperhaltung ein: Die entstehenden Kräfte, vor allem die Hebelkräfte, die auf die Wirbelsäule wirken, werden unberechenbar und sehr hoch.

Der Klassiker für falsche Gewohnheiten beim Heben von schweren Gegenständen ist der Einkauf von Getränkekisten. Eine Patientin beklagte sich mir gegenüber einmal darüber, nach dem Einkauf von Getränken stärkere Rückenschmerzen zu haben als sonst. Daraufhin ließ ich mir ihre »Hebetechnik« vorführen. Sie beugte sich mit rundem Rücken zur Getränkekiste und wuchtete diese – in einer aufrichtenden Drehbewegung – in den Kofferraum ihres SUVs. Nach ein paar Trainingseinheiten hatte sie die richtige Bewegung gelernt und konnte die Kisten mit geringerer Wirbelsäulenbelastung heben und einladen. Der Clou aber war, dass sie die richtige Hebetechnik dann mit dem Hinweis »Mein Therapeut hat mir das Heben von schweren Sachen verboten!« an ihren Mann weitergab. Seitdem hat sie in puncto Getränkekisten keine Rückenprobleme mehr...

Wenn Sie jedoch ein paar der folgenden, einfachen Grundregeln beachten, können Sie die entstehenden Kräfte besser kontrollieren und die schlimmsten Probleme vermeiden bzw. umgehen:
- Stellen Sie sich direkt und gerade vor den zu hebenden Gegenstand. So müssen Sie beim Anheben den Oberkörper und die Wirbelsäule nicht verdrehen.
- Gehen Sie zum ersten Anheben leicht in die Knie. So nutzen Sie die Kraft der Beine, um den Gegenstand nach oben zu befördern.
- Halten Sie den Gegenstand dicht am Körper, um die einwirkenden Hebelkräfte zu verringern und die Wirbelsäule zu schützen.
- Verringern Sie das Gewicht, indem Sie z. B. die Anzahl der nassen Kleidungsstücke im Wäschekorb reduzieren oder teilbare Sprudelkisten nutzen. Packen Sie lieber zwei kleinere Koffer für den Urlaub.
- Optimieren Sie die Ausgangsbedingungen für das Heben und ziehen die Sprudelkiste im Kofferraum ganz an den Rand. So vermeiden Sie unnötiges Hineinbeugen oder Nach-vorn-Beugen. Verwenden Sie einen Koffer mit Rollen.
- Verteilen Sie die zu tragenden Lasten gleichmäßig auf beide Körperseiten und nutzen beim Einkaufen zwei Taschen oder Tüten.

29 Ruckartige Bewegungen vermeiden

Bewegung ist grundsätzlich gut und förderlich, doch lauern in Bewegungen auch potenzielle Gefahrenquellen. Etwa dann, wenn das Bewegungsangebot für unseren Körper auf Dauer zu einseitig ausfällt oder Bewegungen mit ungenügender Kontrolle durchgeführt werden. Dazu zählen vor allem Bewegungen mit hoher Geschwindigkeit und solche, die für uns überraschend kommen und ruckartig oder plötzlich ausgeführt werden. Bei ihnen fehlt häufig die muskuläre Bewegungskontrolle. Solche Bewegungen tendieren dazu, dass sie zu groß durchgeführt werden (auch weil die Kontrolle fehlt und Schwung mit im Spiel ist) und Schädigungen der Gelenke oder Gelenkkapseln verursachen können.

Bei allen Bewegungen sind die Muskeln unseres Bewegungsapparates am Werk. Es gibt Muskeln, die die Bewegungen ausführen (sogenannte Agonisten), und solche, die unsere Bewegungen eher kontrollieren und dabei helfen, diese abzubremsen (sogenannte Antagonisten). Führen wir eine Bewegung sehr bewusst aus, können die Muskeln in optimal aufeinander abgestimmter Weise zusammenwirken. Dann ist unsere Bewegung geschmeidig, angepasst und verursacht keine Probleme.

Unvermittelt oder abrupt auftretende Bewegungen entbehren dieses sanften Charakters und haben – mit zunehmender Häufigkeit – Funktionsstörungen zur Folge. Diese betreffen oft auch den unteren Rücken in Form von Rückenschmerzen. Abhilfe hiervon schafft im Alltag ein kontrolliertes Bewegungsverhalten und bewusst durchgeführte Körperbewegungen. Vermeiden Sie spontanes Bücken, um den heruntergefallenen

Radiergummi »schnell« aufzuheben. Wuchten Sie die Sprudelkiste nicht »schnell« per Drehbewegung aus dem Kofferraum Ihres Autos. Befördern Sie die XXL-Packung Windeln nicht »schnell« mal in Ihren Einkaufswagen. Solche und ähnliche Bewegungen sollten Sie mit Bedacht ausführen, um sich vor »schnell« eingefangenen bzw. ausgelösten Rückenschmerzen zu schützen.

30 Segensreiches Rumlümmeln

Das Lümmeln hat seinen schlechten Ruf zu Unrecht. Manchmal müssen wir uns auf dem Sofa fläzen oder in unserem Lieblingssessel so richtig »zerfließen«. Das schlechte Ansehen des Herumlümmelns rührt aus der Blütezeit der klassischen Rückenschule. Die aufrechte Haltung der Wirbelsäule galt als unantastbar, egal, wie unbequem und anstrengend sie auf Dauer auch war. So setzte sich die aufrechte Körperhaltung im Sitzen und Stehen durch. Mittlerweile hat die Wis-

KILLER-TIPP

Zur Förderung der Rückengesundheit gehört das gepflegte Lümmeln auf dem Sitzkissen, auf dem Sessel, in der Badewanne, auf dem Sofa und auf Stühlen. Gönnen Sie Ihrem Rücken stets abwechselnde Haltungen und entspannte Positionen im Sitzen und Liegen. Er wird es Ihnen danken!

senschaft zur menschlichen Körperhaltung einiges besser erforscht und erstaunliche Neuigkeiten zutage gefördert. Danach hat sich der Mythos »Aufrichtung über alles« erledigt. Vielmehr gilt heute als gesicherte Grundregel: Der goldene Weg geht durch die Mitte, und gesund ist, was Abwechslung bringt.

Je variabler diese Haltungen sind, desto effektiver verhindern Sie einseitige Belastungen und schützen sich vor Verletzungen, Funktionsstörungen und Schmerzen. Wechseln Sie Ihre Körperhaltung – jetzt!

31 Calcium für die Knochen, Muskeln und Nerven

Damit in unserem Körper alle Bauteile optimal funktionieren und zusammenarbeiten, ist deren Versorgung von größter Bedeutung. Zu einer guten Versorgung gehört auch der Ernährungsanteil. Jedes Körpergewebe benötigt für den Aufbau und die Gewebegesundheit spezielle Nährstoffe. Sie können also mit einer ausgewogenen Ernährung zu einem gesunden Bewegungsapparat beitragen.

Der Mineralstoff Calcium erfüllt im menschlichen Körper eine ganze Reihe an wichtigen Funktionen – auch beim Knochenstoffwechsel. Calcium sorgt für eine gute Aushärtung der Knochen, d. h. für eine gute Knochendichte. Eine ausreichende Menge an Calcium verhindert Verformungen sowie einen Härteverlust des menschlichen Skeletts. Nicht umsonst ist Calcium ein wichtiger Verbündeter im Kampf gegen Osteoporose. Dieser Mineralstoff kann also definitiv dazu beitragen, dass die Abnutzungserscheinungen am Bewegungsapparat im Bereich der Knochen etwas milder ausfallen. Auch bei der Muskelfunktion ist Calcium sehr wichtig für die Muskelan- und -entspannung nach getaner Arbeit. Ohne eine ausreichende Menge von ihm sind diese Funktionen der Muskeln im normalen Umfang nicht möglich. Auch für unsere Sinnesleistungen und das Nervensystem erfüllt Calcium wichtige Aufgaben, etwa bei der Reizübertragung – also z. B. dem Zusammenspiel von Nerven und Muskeln. Ebenso bei der Blutgerinnung im Zusammenspiel mit Vitamin K.

Die empfohlene Tagesdosis Calcium liegt bei Jugendlichen und Erwachsenen bei 1000 mg/Tag (D-A-CH/DGE, Referenzwerte 2013). Durch eine ausgewogene Ernährung werden diese Referenzwerte gut erreicht. Nahrungsmittel mit hohem Calciumanteil sind u. a.: Brokkoli, Grünkohl, Käse (Emmentaler, Gouda, Parmesan), Milchprodukte und Spinat. Achten Sie auch auf die Zufuhr einer ausreichenden Menge an Vitamin D, das unserem Körper die Aufnahme von Calcium erleichtert und diese besonders effektiv gestaltet. Mit anderen Worten, ohne Vitamin D kann Calcium in unseren Knochen nicht eingelagert werden, und die Knochen werden ohne Calcium weniger stabil – d. h., Osteoporose droht! Vitamin D kann unser Körper selbst herstellen. Dazu benötigt er eine tägliche Dosis Sonneneinstrahlung an den Händen und im Gesicht von durchschnittlich 30 bis 60 Minuten.

32 Magnesium gegen Muskelkrämpfe

Der Mineralstoff Magnesium erfüllt ebenfalls wesentliche Funktionen in unserem Organismus – so bei der Reizweiterleitung unseres Nervensystems. Dabei arbeiten Magnesium und Calcium eng zusammen. Auch der Muskelstoffwechsel ist auf die normale Funktionsunterstützung durch das Magnesium angewiesen. Es sorgt für eine effektivere Entspannung der Muskelzellen und verhindert nicht nur lästige Muskelkrämpfe, sondern auch schmerzhafte Verspannungen der Rückenmuskulatur.

Auch beim Calcium erreichen Sie durch eine ausgewogene Ernährung die empfohlene Tagesdosis. Magnesium findet sich u. a. in folgenden Nahrungsmitteln: in Vollkornbrot, Sonnenblumenkernen (auch Sonnenblumenöl), Geflügel, Fisch, Beeren, Bananen und in Milchprodukten. Die empfohlene Tagesdosis Magnesium der DGE (der D-A-CH-Referenzwert) liegt für Jugendliche und Erwachsene zwischen 350 und 400 mg/Tag.

33 B-Vitamine fürs Nervensystem

B-Vitamine erfüllen vielschichtige Aufgaben im Stoffwechsel und unterstützen vor allem Wundheilungsprozesse sowie die Weiterleitung von Reizen im Nervensystem. Vor allem in der Energiegewinnung sind sie wichtig, d. h. im Stoffwechsel der Kohlenhydrate, Eiweiße und Fette. Allerdings kann der menschliche Körper die B-Vitamine (mit Ausnahme von Vitamin B_{12}) nicht speichern. Wir sind bei der Versorgung mit ihnen also auf eine permanente Zufuhr über die Nahrung angewiesen, was im Normalfall kein Problem darstellt. Die wichtigen B-Vitamine sind besonders in folgenden Nahrungsmitteln enthalten: Fleisch, Fisch, Käse, Milchprodukte, Nüsse, Getreide, Bierhefe. Mit einer gesunden und ausgewogenen Ernährung tragen Sie nicht nur aktiv zu einer gesünderen Lebensführung bei, sondern Sie unterstützen damit auch Ihren Bewegungsapparat.

34 Angemessener Schutz vor Zugluft und Kälte

Jeder, der sich schon einmal einen »Zug« eingefangen hat, kann ein Lied von dessen verheerender Wirkung auf den Bewegungsapparat bzw. den Rücken singen. Ob bei der Arbeit im Garten, beim Reifenwechseln in der Hofeinfahrt, beim Fensterputz bei geöffnetem Fenster oder beim Wäscheaufhängen im Hinterhof, wer von seiner besonderen Empfindlichkeit gegenüber Zugluft und Unterkühlung weiß, sollte sich in Zukunft entsprechend davor schützen. Auch wer die schmerzhaften Effekte einer Unterkühlung des Rückens noch nicht am eigenen Leib erfahren hat, sollte diese Tipps vorsorglich beherzigen. Achten Sie darauf, sich Zugluft nicht direkt auszusetzen – denn auf diese reagieren in erster Linie die Muskeln und das Bindegewebe.

Bei akuten Rückenschmerzen ist es in jedem Fall ratsam, den Rücken gut zu isolieren und wärmedämmend einzupacken. Ziehen Sie lieber eine Jacke oder einen Pullover mehr an, wenn es zum Graben und Jäten in den Garten geht. Neigen Sie besonders zu stärkeren Schweißausbrüchen, sollten Sie sich in der kalten Jahreszeit (vor allem im Frühjahr und im Herbst, wenn sich das Klima stärker wandelt) warm einpacken. Die entstehende Feuchtigkeit kühlt Ihren Rücken und vor allem die Muskulatur intensiv herunter. Kalte Muskeln tragen zu unbeweglichen Gelenken bei und lassen sich nicht gut und auch nicht gern bewegen.

Ist die Arbeit draußen jedoch unumgänglich, halten Sie Ihre Schwachstellen besonders warm. Verwenden Sie dabei auch eine effektive Funktionskleidung, die Feuchtigkeit schneller vom Körper wegtransportiert und dadurch ein zu starkes Auskühlen verhindert. Sonst hilft auch ein Kleidungswechsel nach getaner Arbeit. Auch wenn das Wetter noch so verführerisch mild zu sein scheint, trauen Sie keinem offenen Fenster, wenn Sie anfällig für unterkühlte Muskeln sind.

35 Das Geheimnis guten Schuhwerks

Ein häufiger und leider wenig erkannter Faktor für Rückenbeschwerden sind Störungen in der funktionellen Kette des gesamten Körpers, der als Gesamteinheit funktioniert und aus mehreren statischen

Modulen besteht. Stabilität und Beweglichkeit eines Bausteins baut immer auf der optimalen Funktion der darunter befindlichen Bausteine auf. Wir bringen unser Körpergewicht auf die Beine und verteilen es auf beide Seiten. Das Becken, als eine Art Waage zwischen Oberkörper und Beinen, muss in seiner Funktionsfähigkeit auf die Stabilität der Beine vertrauen. Knickt ein Fuß oder ein Bein in der Achse an irgendeiner Stelle ein, verändert sich die Statik nach oben. Das Becken steht schief, und das wirkt sich direkt auf die Wirbelsäule aus.

Erkennen Sie Abweichungen Ihrer Bein- und Fußstatik frühzeitig und verändern Sie damit die Bedingungen für die Wirbelsäule. Ein Blick auf die Schuhsohlen bringt es ans Licht. An diesen erkennen Sie nämlich die Hauptbelastungsstellen aufgrund der auffälligen Abriebzonen. Im Normalfall sollten die Sohlen beider Schuhe ähnliche Abriebstellen und einen nahezu gleichmäßigen Abrieb aufweisen. Bemerken Sie jedoch einen auffälligen Unterschied zwischen Rechts und Links oder sind an einem Schuh sehr markante Abriebzonen zu erkennen, z. B. im Fersen- oder im Großzehenbereich bzw. im Vergleich Innen- mit Außenrand, sollten Sie Ihre Fuß- und Beinstatik untersuchen lassen. Einseitige Abriebspuren deuten häufig auf eine einseitige mechanische Belastung hin. Diese kann sich schädlich auf die statischen Gelenke der Beine – wie Fußgelenke, Knie- oder Hüftgelenke – auswirken und in ihren statischen Fernwirkungen auch die Lendenwirbelsäule nachteilig verändern. Ein einseitiger mechanischer Belastungsstress ist oft Auslöser für frühzeitigen Abrieb der Knorpelflächen in den Gelenken und kann die Entstehung von Arthrose begünstigen. Die statischen Veränderungen in der aufsteigenden Funktionskette können auch für Gelenkbeschwerden oder Bandscheibenveränderungen bis hin zum Bandscheibenvorfall mit verantwortlich sein.

Finden Sie solch einseitige Abriebspuren bei sich, ist der Gang zum Orthopäden oder ein Untersuchungstermin beim Physiotherapeuten anzuraten. Abhilfe schaffen Einlagen, die Ihnen vom Orthopäden verordnet werden. Fest aufgebrachte Schuherhöhungen sind eine weitere Möglichkeit, um einen einseitigen Abrieb und Fehlbelastungen zu beseitigen. Zudem sollten Sie sich vom Physiotherapeuten spezielle Übungen zeigen lassen, mit denen Sie Ihre Schwachstellen entsprechend auftrainieren, um die Fehlbelastungen zu eliminieren.

36 Zähne nur mit aufrechtem Rücken putzen

Mitunter ist es mehr als sinnvoll, sich über gewisse alltägliche Bewegungen und Körperhaltungen Gedanke zu machen. Denn jede Bewegung und jede eingenommene Körperhaltung (Körperhaltungen sind gehaltene Bewegungen) stellen eine Benutzung und damit eine Belastung unseres Körpers und seiner Bauteile dar. Diese Belastungen sollten wir so gering wie möglich halten bzw. so abwechslungsreich wie möglich gestalten. Nur so lassen sich vorzeitiger Verschleiß oder gar Verletzungen langfristig verhindern.

Eine nach vorn gebeugte Körperhaltung kann für die Wirbelsäule und speziell für den unteren Rücken fatale Folgen haben. Im Alltag kommt diese Körperhaltung recht häufig vor und wird gewohnheitsmäßig bei täglichen Ritualen wie Zähneputzen, Geschirrspülen oder beim Kochen oft eingenommen. Wird der Oberkörper nach vorn verlagert, verlängert sich der Hebelarm für die Wirbelsäule. Dadurch steigen die Belastungen in den unteren Segmenten der Lendenwirbelsäule bedrohlich an. Der menschliche Körper ist so konzipiert und gebaut, dass er solchen Belastungen kurzfristig ohne Schädigungen an den einzelnen Bauteilen standhalten kann. Werden diese Fehlhaltungen jedoch immer wieder eingenommen, übersteigt das irgendwann die Belastbarkeitsgrenze der einzelnen Bauteile. Nach dem Motto »Steter Tropfen höhlt den Stein« entstehen im Lauf der Zeit kleine Verletzungen. Langfristige Folgen können Schäden an den Bandscheiben oder den kleinen Wirbelgelenken sein, die den größten Belastungen ausgesetzt sind. Denken Sie beim täglichen Zahnputzritual also an eine aufrechte Körperhaltung und vermeiden Sie zu langes gebücktes Stehen.

37 Nicht in der Hocke duschen

Das Duschen zählt ebenfalls zu den täglichen Aktivitäten, die oftmals in einer ungünstigen Position durchgeführt werden. Das muss aber nicht zwingend so sein. Ein wirklich vermeidbarer Fehler in der Belastungskette unseres Bewegungsapparates ist das Duschen in der Badewanne in der Hocke. Vermeintlich praktische Überlegungen stehen hinter diesem Verhalten. In den meisten Fällen geht es den Duschenden darum, so wenig Wasser wie möglich zu verspritzen. Die negativen Auswirkungen dieser unbequemen Körperhaltung beim Duschen werden dabei aber leider übersehen. Es bleibt jedoch festzuhalten, dass sie sich auch hierbei summieren und im Endeffekt zu einer Überbelastung des Rückens beitragen. Achten Sie deshalb auf eine aufrechte Haltung beim Duschen, um somit Fehlbelastungen der Bandscheiben zu vermeiden.

38 Ein gesunder Schlaf ist Gold wert

Der Lebensbereich Schlaf und die Schlafgewohnheiten tragen ebenfalls ihren Teil zu einer optimalen Rückengesundheit bei. Wir verbringen im Schnitt etwa 100 Tage pro Jahr mit Schlafen (bei täglich sieben Stunden Schlaf macht das ca. 50 Stunden in der Woche, mal 50 Wochen ergibt das 2500 Stunden Schlaf pro Jahr). Das entspricht fast einem Drittel des gesamten Jahres. Damit hat der Schlaf durchaus einen wesentlichen Anteil am Geschehen um den Bewegungsapparat. Ein guter Schlaf spielt eine große und entscheidende Rolle für unser allgemeines Wohlbefinden und trägt maßgeblich zu unserer Tagesform bei. Ein erholsamer Schlaf ist sicherlich von vielfältigen Faktoren abhängig: Stresslevel? Vor dem Schlafengehen noch etwas gegessen? Verspannte Muskeln? Schmerzhafter Rücken? Schlafposition? Schnarchen? Schlechte Atmung wegen einer Erkältung? etc. Daneben gibt es bei diesem Thema aber auch Faktoren, auf die wir direkten Einfluss nehmen können: z. B. auf die Wahl der Matratze, die Einstellmöglichkeiten des Bettes, den Lattenrost oder auf die Verwendung kleiner Helferlein wie Kissen oder Seitenschläferkissen (siehe auch Killer »Kopf-Seitenschläferkissen«, Seite 70).

39 Wie man sich bettet, so schläft man auch

Teuer muss nicht gleichbedeutend mit gut sein. Neueste Testergebnisse fördern beim Vergleich von billigen mit mittelpreisigen oder teuren Matratzen kaum noch Unterschiede zutage, was Belastbarkeit, Stützzonenverlust, Feuchtigkeitstransport oder eine optimale Wärmeisolationsleistung betrifft. In diesen Beurteilungen fehlen nur Langzeitergebnisse. Aber wenn Ihnen die Matratze zu 100,00 Euro fünf Jahre gute Dienste leistet, eine solche für 1000,00 Euro hingegen zehn Jahre, ist der finanzielle Vorteil der teuren Matratze als nicht allzu groß zu bewerten. Außerdem ist individuell abzuwägen, welches Modell Sie bevorzugen. Einzig Ihr persönliches Empfinden sollte dabei zählen. Vereinbaren Sie deshalb vor dem Kauf einer neuen Matratze unbedingt einen Termin, um auf dieser Probe zu liegen. Sie müssen bequem liegen;

schließlich verbringen Sie rund ein Drittel des Jahres darauf, siehe auch Killer »Ein gesunder Schlaf ist Gold wert« (Seite 68).

Auch in Sachen Lattenrost geht die Preisspanne sehr weit auseinander und umfasst günstige wie teure Modelle. Achten Sie auf den Abstand zwischen den Latten. Dieser sollte bei den neuen Matratzen (7-Zonen-Matratzen) nicht zu groß sein (3 bis 5 Zentimeter). Dann hat die Matratze eine optimale Unterstützung, die sie Ihnen in Form von Liege- und Schlafkomfort weitergibt. Von Vorteil ist es auch, wenn sich Kopf- und Fußteil des Lattenrostes verstellen lassen. So können Sie jederzeit eine variable Liegeposition einstellen.

40 Kopf- & Seitenschläferkissen

Der größte Nutzen von Kissen jeder Form oder Größe liegt in ihrer variablen Einsetzbarkeit. Bewährt haben sich vor allem schmalere Kissen (40 mal 80 Zentimeter) im Vergleich zu den großen Formaten (80 mal 80 Zentimeter). Bei diesen verrutscht leicht die Füllung nachts im Schlaf, und die Daunen oder das Füllmaterial sind meist dort, wo man sie eher nicht braucht. Spezielle Nackenkissen sind gewöhnungsbedürftig. Manchmal kann es bis zu einer Woche dauern, bis sich der Körper auf das neue Liegematerial eingestellt hat. Hat sich Ihr Körper aber erst einmal an diese Kissenform gewöhnt, werden Sie die positiven Effekte zu schätzen wissen.

> **KILLER-TIPP**
>
> Nutzen Sie immer wieder andere Kissen in der Nacht und tauschen Sie Ihr Kopflager aus. Das verbessert nicht nur die Nachtruhe und den Erholungswert des Schlafs, sondern Ihr Bewegungsapparat gewöhnt sich auch nicht an eine bestimmte Situation, da er ständig neue Reize geliefert bekommt.

Viele Menschen bevorzugen die Seitenlage als Schlafposition. Oft stellen sich aufgrund schlechter Unterstützung oder Unterlagerung jedoch negative Begleiterscheinungen ein wie Nackenschmerzen, Ausstrahlungen in die Arme oder auch Schulterschmerzen. Eine echte Alternative und optimale Hilfe für den seligen Schlummer ist ein Seitenschläferkissen. Es unterstützt die Seitenlage und entlastet dabei die Wirbelsäule sowie die Schultergelenke. Außerdem erleichtert die Seitenlage als Schlafposition die Atmung. Ein Seitenschläferkissen hilft Ihnen, sich in eine alternative Schlafposition zu bringen, auch wenn Sie sonst eher der Rücken- oder Bauchschläfertyp sind. Besonders zu empfehlen sind diese Kissen in der Schwangerschaft und in der Stillzeit. Sie dienen dann als zusätzliches Lagerungsmaterial und gestalten Belastungssituationen deutlich angenehmer.

Um beim Schlafen auch für die Wirbelsäule die größtmögliche Erholung zu erzielen, sollten Sie sich mit den verschiedenen Funktionen Ihres Bettes vertraut machen und diese auch nutzen. Eine Höhenverstellung am Kopfteil des Lattenrostes ergibt vor allem für die Halswirbelsäule eine veränderte Liegeposition, die durchaus entspannende Effekte haben kann. Auf bestehende Ausstrahlungen in die Arme und Hände können Sie so positiven Einfluss nehmen und sie durch eine kleine Veränderung der Schlafposition reduzieren oder manchmal sogar komplett beseitigen. In Kombination mit dem richtigen Kissen wirken diese individuellen Einstellungen des Lattenrostes wahre Wunder.

Verstellen Sie hingegen das Fußteil des Lattenrostes, beeinflussen Sie eher die Lageposition der Lendenwirbelsäule. Dadurch lassen sich mitunter bestehende Schmerzen, Verspannungen oder auch ausstrahlende Beschwerden in den Beinen oder Füßen reduzieren und beseitigen. Ein Kissen unter den Knien hilft ebenfalls dabei, die Lendenwirbelsäule (also den unteren Rücken) in Rückenlage zu entlasten und die Beschwerden zu verringern.

41 Stress reduzieren

Stress stellt eine körperliche Belastungssituation dar, die auf den Menschen in seiner Gesamtheit aus Körper und Psyche einwirkt. Damit verbunden sind vielfältig wirkende Effekte auf körperlicher wie psychischer Ebene. Er kann durch unterschiedliche Reize ausgelöst werden und in vielen Erscheinungsformen auf unseren Organismus einwirken. Stress ist individuell so verschieden wie die Auslöser selbst. Einige der häufigsten Stressfaktoren, die eine Reaktion auf körperlicher oder psychischer Ebene auslösen, sind im Folgenden aufgeführt. Mitunter sind die folgenden Punkte häufig auch Auslöser für Rückenbeschwerden.

Mechanische Reize/Bewegungsreize
- Druck/Zug
- Gewebespannung
- Verletzung
- durch einseitige Körperhaltungen (sitzende Arbeitsposition am Schreibtisch)

Toxische Substanzen
- Alkohol
- Nikotin
- Tabletten
- Medikamente
- Drogen

Emotionale Reizzustände
- Verliebtheit
- Trennung
- Scheidung
- Geburt eines Kindes
- Ärger
- Streit
- Wut
- Zorn

Psychische Belastungssituationen
- Erwartungsdruck
- Perfektionismus
- Ängste
- Depression
- Überforderung
- Isolation/Einsamkeit

Berufliche Herausforderung

- hoher Arbeitseinsatz (Workaholic)
- ständige Leistungsbereitschaft (Überstunden)
- ständige Erreichbarkeit
- Überforderung
- Karrieredenken (Zieldruck)

Wählen Sie aus dieser Aufstellung Ihre persönlichen Stressfaktoren aus und reduzieren Sie diese!

Bis zu einem gewissen Grad wirkt Stress fördernd und leistungssteigernd. Er kann mitunter auch stark motivierend sein. Unser Organismus (Körper und Geist – Physis und Psyche) kann sich bis zu einem bestimmten Maß auf solche Stressreize einstellen, sich anpassen oder sogar gestärkt aus einer solchen Stresssituation hervorgehen. Dabei nimmt die Stresstoleranz des Organismus stetig zu, bis eine individuelle Obergrenze überschritten wird und die Stressspirale ins Negative kippt.

Stresseinflüsse lassen uns an den Herausforderungen wachsen und bewirken immer eine Anpassung von Körper und Psyche an sie. Eine solche Anpassung besteht darin, eine höhere Stresstoleranz zu entwickeln. Oder anders ausgedrückt: Wir gewöhnen uns langsam an die Stressfaktoren. Im Alltagsleben setzen wir uns immer neuen Herausforderungen aus, die wir mit sogenannten Handlungsautomatismen sehr gut bewältigen. Nimmt die Zahl der Herausforderungen aber stark zu, hat man sich irgendwann ein wenig zu viel zugemutet und empfindet diese Häufung als

Bedrohung. Sie geht mit negativen Assoziationen einher (wie z. B. Versagensängsten, Überforderung, »nicht wissen, wo man anfangen soll« etc.), und die unguten Auswirkungen von Stress beginnen unseren Organismus zu schwächen. Außerdem steigern sich die Gefühle von Unsicherheit, es kommt zu Schlafstörungen, und das Ganze führt zu einem gesteigerten körperlichen Erregungszustand. Man hat das Gefühl, immer auf dem Sprung zu sein und keine innere Ruhe mehr zu finden. In diesem extrem gesteigerten Erregungszustand verbraucht der Körper enorme Mengen an Energie.

Hat diese Stressspirale einen chronischen Verlauf, nehmen die Erschöpfungszustände kontinuierlich zu, und auch die Anfälligkeit für körperliche Erkrankungen oder Beschwerden steigt deutlich an. Diese Flucht in die Krankheit ist dann häufig die letzte Möglichkeit für den Organismus, sein Recht auf Ruhe und Entspannung – also ausgleichende Erholung vom Stress – durchzusetzen.

Drei Phasen der Stressreaktion – so erkennen Sie Ihren Stresszustand

In der Alarmphase (1. Phase) werden die Wirbelsäule, die Rückenmuskulatur und die versorgenden Nerven verstärkt aktiviert und mit Reizen bombardiert. Emotionale Sinnesreize und -wahrnehmungen fördern diese Aktivierung und potenzieren deren Wirkung sowie die Flut an Informationen auf den Bewegungsapparat der Wirbelsäule.

Die Rückenmuskulatur nimmt an Spannung zu (der Muskeltonus steigt) und ist bereit für weitere Anforderungen, die aber nie kommen werden, da die Muskulatur in solchen Situationen lediglich als Ventil eingesetzt wird, um den aufgebauten Druck auf körperlicher Ebene zu reduzieren. Dieser Zustand kann für kurze Zeit aufrechterhalten werden, ohne dass es zu einer Schädigung oder Verletzung kommen muss. Es handelt sich dabei um die erste Durchhaltephase (2. Phase) in der Stresskette, in der das Energieniveau und die Leistungsfähigkeit von Muskulatur, Gelenken und Nerven beständig abnehmen.

Bei weiterem Einwirken von Stressreizen auf das Bewegungssystem der Wirbelsäule kommt es im Rücken zu einer Überlastungsreaktion. Der Erschöpfungsphase (3. Phase), gekennzeichnet durch zunehmenden Energie- und Antriebsverlust, folgt ein Einbruch der körperlichen Gesundheit. Das Rückensystem zeigt die typischen Symptome: schmerzhafte Wirbelsäulenbewegungen, eventuell auch Gelenkgeräusche wie Knacken oder Reiben beim Bewegen, Ausweichbewegungen oder Schonhaltungen, um einem Schmerz aus dem Weg zu gehen. In dieser Phase findet sich zunehmend druckempfindliche Muskulatur im gesamten Rücken – von der Halswirbelsäule über den Nacken bis zum Kreuzbein. Diese Krankheitsanzeichen werden öfter durch stechende Kopfschmerzen, Nacken- und Gesichtsschmerzen oder ziehende Schmerzen in den Beinen begleitet. Versuchen Sie, Ihre Stresskette möglichst frühzeitig zu erkennen und zu stoppen. Je eher, desto besser.

Die Wirbelsäule wird von einer Vielzahl von Nerven versorgt und gesteuert, die eine direkte Verbindung zum Gehirn (dem zentralen Nervensystem) und zu unserem Gefühlsleben haben. Diese enge Verbindung schafft eine sehr starke Abhängigkeit zwischen lokalen Fehlfunktionen der Wirbelsäule (wie z. B. einer Gelenkstörung oder Muskelverspannung) und psychoemotionaler Beeinflussung – wie bei der Trennung vom Lebenspartner oder bei zu großer Belastung am Arbeitsplatz. Im Grunde genommen besagt dieser Sachverhalt nichts anderes als: Dinge, die uns auf der Seele brennen, können auch körperliche Beschwerden wie Rückenschmerzen auslösen und unterhalten.

Emotionale Sinneseindrücke wie Überforderung, Ängste oder Selbstzweifel lösen häufig körperliche Reaktionen aus. Da sie aus dem zentralen Nervensystem (dem Gehirn) kommen, können sie auch die Wirbelsäule oder andere Gelenke beeinträchtigen. Nicht umsonst heißt es in der alten Redewendung: »Der Rücken ist der Spiegel der Seele.«

Der beste Weg, diesem Schmerzkreis auf langfristig zu entkommen, besteht in der Aktivierung eigener Ressourcen und darin, Verantwortung für den eigenen Körper zu übernehmen. Finden Sie Ihren persönlichen und individuellen Weg in die Aktivität und lernen Sie Ihren Körper dabei neu kennen und vor allem, ihn besser zu verstehen. Suchen Sie neue Wege, Ihrem Körper die Befriedigung seiner Bewegungsbedürfnisse zu ermöglichen, und wählen Sie aus einem Angebot an geeigneten Aktivitäten und Übungen diejenigen aus, die für Sie am besten funktionieren und wirken.

42 Die Kunst des Loslassens

Entspannung ist ebenfalls ein wichtiges Thema, wenn es um Rückenschmerzen geht. Angesichts eines stets hektischer werdenden Alltages sowie stärkerer beruflicher und emotionaler Herausforderungen gewinnt die persönliche Entspannungsfähigkeit größere Bedeutung für eine gesunde Lebensführung. Wann haben Sie sich das letzte Mal Zeit für sich genommen, um einfach mal loszulassen? Oder die Gedanken ins Nichts schweifen lassen, um einfach an alles oder gar nichts zu denken? Meist sind wir Gefangene des Alltags, unserer Ernsthaftigkeit oder unseres Verantwortungsbewusstseins. Dabei sind wir meist ziemlich unentspannt. Mit einem schmerzhaften Rücken fällt es mitunter sehr schwer, sich zu entspannen. Ein entspannter Rücken wird jedoch nicht so schnell zu schmerzen beginnen.

Entspannung ist sehr individuell und funktioniert für jeden anders. Manch einer entspannt sich bei den Klängen seiner Lieblingsmusik auf dem Sofa, andere bei einer Partie Golf oder beim Joggen durch den Wald. Eine bestimmte Körperhaltung einzunehmen kann entspannend wirken oder auch nur das selbstvergessene Sitzen auf einer Bank im Freien. Es gibt viele Möglichkeiten der Entspannung, die darauf warten, von Ihnen entdeckt zu werden. Probieren

Sie verschiedene Entspannungstechniken aus, um für sich herauszufinden, welche für Sie besonders gut geeignet ist. Im Folgenden will ich Ihnen zwei Entspannungstechniken aus meiner Praxis vorstellen, die einfach zu erlernen sind und fast überall durchgeführt werden können.

Die Atementspannung

Der Atem durchdringt den ganzen Körper, er ist Grundlage für das Leben sowie die Energiegewinnung in unserem Körper und trägt zu einer entspannten Muskelsituation bei. Entdecken Sie die Kraft der Atmung und nutzen Sie sie für sich.

Übung 1: Zu Beginn hilft es, die Atmung erst einmal zu spüren und zu erfahren, was sich beim Atmen im Körper alles verändert. Atmen Sie ein paar Mal tief ein und aus. Spüren Sie, wie die Atemluft sich in der Lunge und im Brustkorb verteilt. Legen Sie die Hände auf die Rippen und beobachten Sie die Bewegungen der Rippen beim Atmen. Beim Einatmen gehen die Rippen nach außen, der Brustkorb wird weit gestellt und dehnt sich nach außen aus. Beim Ausatmen bewegen sich die Rippen nach innen, und der Brustkorb wird wieder enger gestellt. Fühlen Sie diese Bewegungen Ihres Brustkorbes nach und versuchen Sie, die Bewegungen der Rippen bewusst mitzumachen und zu vergrößern.

Übung 2: Zur Entspannung führen vor allem tiefe und zeitlich lange Atemzüge. Um ein Gefühl für diese

Atemtiefe zu bekommen, zählen Sie Ihre Atemzüge pro Minute (60 Sekunden). Nehmen Sie dazu eine Uhr oder die Stopfunktion Ihres Handys zu Hilfe. Nun atmen Sie ganz normal ein und aus. Das ergibt einen Atemzug. Im Durchschnitt atmen wir 15- bis 20-mal pro Minute. Haben Sie Ihre aktuelle Atemzugzahl ermittelt, versuchen Sie, diese zu reduzieren, ohne dabei jedoch den Atem anzuhalten. Die Atmung muss permanent fließen. Sie machen weniger Atemzüge, wenn Sie tiefer einatmen. Dehnen Sie dazu die Zeit aus, in der Sie ein- und ausatmen. So entstehen tiefere und längere Atemzüge. Sie werden erstaunt sein, wie wohltuend diese Atemtechnik ist und wie gut Sie dabei entspannen können.

Progressive Muskelentspannung

Bei der Muskelentspannung geht es darum, ein besseres Gefühl für und eine bessere Kontrolle über die Muskulatur allgemein und über die Spannungssituation (den Tonus) der Muskulatur im Besonderen zu bekommen. Suchen Sie sich dazu einen Muskel aus, den Sie gut kontrollieren können – z. B. den Bizeps. Er liegt auf der Vorderseite des Oberarms und beugt den Ellbogen an. Lassen Sie den Bizeps ganz locker. Diesem Zustand ohne Spannung ordnen Sie den Wert 0 zu. Spannen Sie den Bizeps nun so stark wie möglich an: Dazu beugen Sie den Ellbogen an und stellen sich vor, Sie wollten mit der Armbeuge Nüsse knacken. Diesem Zustand ordnen Sie den Wert 10 zu. Damit haben Sie beide Extremwerte der Muskelspannung und können sich die dazugehörigen »Zwischenschritte« erarbeiten. Eine überaus effektive Art der Muskelentspannung ist es, den Muskel zuerst anzuspannen und dann schnell wieder zu entspannen. Wiederholen Sie diesen Vorgang für den Muskel 3- bis 5-mal, um eine angenehme Entspannung zu erreichen.

Kleines Muskelentspannungsprogramm im Sitzen

Bei diesen Übungen halten Sie die Spannung im jeweiligen Muskel fünf Sekunden, bevor Sie wieder entspannen. Zählen Sie in der Spannungssituation langsam bis fünf und lassen dann schlagartig die Muskelspannung los. Diesen Vorgang wiederholen Sie für jeden Körperbereich jeweils 3-mal und versuchen dabei jedes Mal, tiefer zu entspannen.

1. Füße: Ziehen Sie die Füße maximal nach oben (heben Sie den Fußrücken an), halten die Spannung fünf Sekunden und lassen die Füße dann wieder nach unten sinken.
2. Knie: Drücken Sie beide Knie stark gegeneinander und halten diese Spannung fünf Sekunden lang, ehe Sie die Spannung wieder lösen.
3. Oberschenkel: Drücken Sie die Oberschenkel gegen die Sitzfläche und halten Sie die Spannung fünf Sekunden; dann die Spannung wieder lösen.
4. Gesäß: Spannen Sie die Gesäßhälften so stark an, als wollten Sie ein 2-Euro-Stück verbiegen. Nach fünf Sekunden schnell wieder loslassen.
5. Bauch: Spannen Sie die Bauchmuskeln an, halten Sie die Spannung für fünf Sekunden – und wieder lösen.

6. Schulters: Ziehen Sie die Schultern nach oben und halten diese Spannung fünf Sekunden lang, bevor Sie sie wieder lösen.
7. Oberarm: Beugen Sie den Ellbogen stark an. Nach fünf Sekunden lösen Sie die Spannung schlagartig wieder.
8. Hand: Ziehen Sie den Handrücken nach oben (Richtung Unterarm) und halten diese Spannung für fünf Sekunden. Danach wieder schnell lösen.

Dieses Kurzprogramm zur Muskelentspannung lässt sich sehr vielseitig einsetzen. Sie können die meisten Übungen entweder mit nur einer Körperhälfte durchführen oder auch mit beiden Seiten gleichzeitig.

43 Kleines Bewegungsprogramm für zwischendrin

Nutzen Sie Ihre Mittagspause nicht nur zur Nahrungsaufnahme, sondern machen Sie anschließend einen kleinen Spaziergang um den Block. Tanken Sie dabei frische Luft und füllen Ihre Lunge mit unverbrauchtem Sauerstoff. Bewegung an der frischen Luft ist ein wahrer Jungbrunnen, der Ihnen neues Leben einhaucht und Sie für den Rest des Tages wieder belastbar macht. Nehmen Sie ein Sonnenbad auf der Parkbank und machen währenddessen Atemübungen. Es gibt nichts Erfrischenderes und Kräftigenderes als ein paar Sonnenstrahlen, die auf Ihre Haut an den Armen oder auf Ihr Gesicht treffen. Gezielte Bewegung ist in vielen Fällen mit ganz einfachen Mitteln möglich.

Verbinden Sie den Aufenthalt an der frischen Luft mit ein paar einfachen Übungen: mit Liegestützen an der Rückenlehne der Parkbank oder ein paar Muskelentspannungsübungen auf der Bank, siehe auch Killer »Yoga, Pilates & Co« (Seite 86). Bewegung vitalisiert und bringt entspannende Abwechslung in einen mitunter eintönigen Arbeitstag. Zudem fordern Sie Ihren Körper durch eine neue, andere Belastung heraus. Das bewahrt Sie auf Dauer vor einseitiger Belastungshaltungen und z. B. vor Rückenschmerzen infolge fehlender Bewegung.

Einmal erzählte mir ein Patient von seinem Arbeitstag als Schreibtischtäter und dem »zusammengespannten« Gefühl im Rücken, abends nach Feierabend. Nach seinen Bewegungsgewohnheiten befragt, meinte er: »Ich gehe morgens von meiner Wohnung zum Auto und abends die gleiche Strecke wieder zurück. In der Zwischenzeit sitze ich nur am Schreibtisch.« Meine Empfehlung, in der Mittagspause doch einen kleinen Spaziergang oder ein paar Bewegungsübungen zu machen, hat er anfangs belächelt. Dann aber – wohl aus Neugierde – doch umgesetzt. Das hat bei ihm tatsächlich zu einer etwas entspannteren Muskelsituation im Rücken beigetragen. Seither ist seine Bewegungsbilanz deutlich besser.

44 Ausdauersport & Krafttraining

Ausdauersport jeglicher Art belebt den menschlichen Körper und steigert den Stoffwechsel von Muskeln,

Sehnen und Gelenken. Gesteigerte Durchblutung aller Körpergewebe, bessere Nähr- und Baustoffversorgung und ein nicht zu verachtender Kraftzuwachs runden die Positiveffekte des Ausdauertrainings ab. Damit wird auch Ihr Rücken elastischer und belastbarer. Wenn Sie die klassischen Ausdauersportarten wie Radfahren, Joggen, Walking oder Schwimmen zu Beginn moderat betreiben, bergen diese keine großen Gefahren für den Bewegungsapparat. Und eine gute Ausdauerfähigkeit ist eine wichtige Grundlage für körperliche Belastbarkeit und einen schmerzfreien Rücken. Sind die Muskeln der unteren Rückengegend erst einmal widerstandsfähiger gegen Ermüdung, kommen Verletzungen und Störungen auch nicht mehr so häufig vor.

Meine Empfehlung lautet: Steigen Sie mit einer Trainingszeit von 20 bis 30 Minuten in das Ausdauertraining ein und absolvieren Sie es anfangs ein bis zwei Mal pro Woche. Dann erzielen Sie einen guten Trainingseffekt. Danach können Sie die Anzahl und die Dauer der wöchentlichen Trainingseinheiten nach Ihrem persönlichen Zeitkonto aufstocken bzw. zusammenstellen.

Zur Stärkung und Stabilisierung des Rückens bietet sich ferner ein moderates Krafttraining an. Egal, ob Sie im Fitnessstudio den großen Gerätepark nutzen oder zu Hause die Kurzhanteln bzw. ein Thera-Band einsetzen (nicht jeder ist der Typ für einen Gang in den Tempel der Körpereitelkeiten: das Fitnessstudio), Sie werden auf jeden Fall vom Kraftzuwachs profitieren,

> **KILLER-TIPP**
>
> Verbinden Sie das Nützliche mit dem Erforderlichen und fahren ab und zu anstatt mit dem Auto mit dem Fahrrad zum Bäcker. Damit tun Sie nicht nur der Umwelt etwas Gutes, sondern eine wöchentliche Einheit in Ausdauer ist damit auch schon erledigt. Optimieren Sie dadurch Ihre Bewegungsbilanz!

und Ihr Rücken wird durch ein gezieltes Krafttraining auch stabiler und bewegungstoleranter. Mit solchen Übungen stärken Sie gezielt die Schwachstellen wie Rückenmuskulatur, Bauch- oder Beinmuskeln und tragen zu einer stabilen Rückensituation bei. Beginnen Sie mit einfachen Übungen zur Kräftigung der Arm- und Schultermuskeln (z. B. mit Bizeps Curls oder Seitheben). Ergänzen Sie diese klassischen Kraftübungen durch Übungen für die Bauch- und die Beinmuskulatur (z. B. durch Kniebeugen oder Ausfallschritte). Achten Sie beim Training stets auf eine aufrechte Wirbelsäulenhaltung und eine gute Bauchspannung zur Stabilisierung des unteren Rückens.

Auch Übungen ohne Geräte sind für einen Kraftaufbau bestens geeignet. Dabei trainieren Sie immer gegen die Schwerkraft und gegen das eigene Körpergewicht. Im heutigen Sprachgebrauch nennt man diese Art zu trainieren: Body-Weight-Training – also Training mit dem eigenen Körpergewicht.

45 Yoga, Pilates & Co.

Wer nicht zu den geborenen Einzelkämpfern an der Trainingsfront zählt, für den bietet sich der Besuch einer Gymnastikgruppe an. Der gemeinsame Kampf gegen den inneren Schweinehund, gegen die verschiedenen Zipperlein und Rückenschmerzen verbindet Menschen. Es ist gesellig, macht Spaß und motiviert. Ob nun Yoga, Pilates oder eine klassische Rückengymnastik das Richtige für Sie ist, oder ob Sie sich eher bei Tai-Chi, Qigong oder in einer Entspannungsgruppe wohlfühlen, müssen Sie ganz individuell für sich herausfinden und entscheiden.

Wie auch immer, solche Gymnastikgruppen sind eine optimale Alternative zum Nichtstun und zur Inaktivität. Aus eigener Erfahrung kann ich Ihnen versichern, dass das wöchentliche Training für Sie zu einem liebgewonnenen Ritual wird, das Sie nicht mehr missen möchten und bei dem der gesellige Teil durchaus seine Berechtigung hat. Zudem können Sie sich in einer Gymnastikgruppe auch tolle Anregungen und neue Übungen »abgucken«, die Sie dann in Ihr persönliches Übungsrepertoire aufnehmen können. Etwas Abwechslung hat beim Training noch nie geschadet, und ein eingefahrenes Übungsprogramm kann damit wieder aufgepeppt werden. Ob Sie nun einen Kurs bei der Volkshochschule besuchen oder sich dem örtlichen Sportverein bzw. einem Fitnessstudio anschließen, bleibt Ihnen überlassen. Möglichkeiten gibt es viele. Lassen Sie sich inspirieren und machen Sie den ersten Schritt in ein aktiveres Leben.

46 Erhöhen Sie Ihre Koordinationsfähigkeit

Koordination hilft uns dabei, Teilbewegungen zu einer Bewegungsfolge zusammenzusetzen oder Aktivitäten mit bestmöglicher Bewegungskontrolle durchzuführen. Das erfordert eine gute Zusammenarbeit zwischen Nerven, Muskeln und Gelenken, die trainiert werden kann. Eine einfache Möglichkeit dazu stellt das Seilspringen dar.

Der Tanz mit dem Seil ist wie ein kleiner Ausflug zurück in die Kindheit. Können Sie sich noch daran erinnern, wann Sie das letzte Mal über ein Seil gesprungen sind und wie sich das für Sie angefühlt hat? Bestimmt steigen dabei viele schöne Erinnerungen an längst vergangene Zeiten in Ihnen auf. Nutzen Sie diesen Ansporn für sich, um mal wieder über ein Seil zu springen!

Seilspringen ist eine koordinativ eher anspruchsvolle Sportart, die zu Hause auch auf engstem Raum ausgeübt werden kann. Alles, was man dazu braucht, ist ein passendes Seil und etwas freien Platz damit man mit dem Seil nicht an etwas hängen bleibt. Dazu empfehle ich ein eher schwereres Seil – eventuell mit einem ummantelten Stahldraht. Ein solches Springseil hat den Vorteil, dass es sich besser und leichter drehen lässt. Sie können sich dabei also besser aufs Springen konzentrieren. Zu Beginn geht es darum, mehrfach über das Seil zu springen und sich nicht darin zu verheddern. Später, mit zunehmender Fähigkeit, mehr Ausdauer und besserer Koordination, können auch bestimmte Schrittfolgen und mehr Bewegung integriert werden. Beginnen Sie mit zehn bis zwölf Minuten Seilspringen am Stück. Auch wenn Sie anfangs vielleicht aufgrund ausbleibender Erfolge frustriert sind, Seilspringen ist nicht wirklich einfach. Und vergessen Sie nicht: Es ist noch kein Meister vom Himmel gefallen – egal, in welcher Disziplin. Im weiteren Verlauf können Sie problemlos 30 bis 60 Minuten am Stück springen. Dazu müssen sich allerdings Ihr Körper und vor allem die Beine (besonders die Wadenmuskulatur) an das Training gewöhnen und anpassen. Deshalb nicht zu viel oder zu lange am Anfang üben.

47 Massagen – Streicheleinheiten für die Seele

Gönnen Sie sich ab und zu eine professionelle Massage. Die wohltuenden Effekte von Muskelentspannung und Durchblutungsförderung beim Massiertwerden wirken gesundheitsfördernd und vitalisierend. Vor allem werden dabei lästige Verspannungen und Verklebungen der Muskulatur, des Bindegewebes und der Faszien gelöst und gelockert. Faszien sind »Verpackungsstrukturen«, die unsere Muskeln, Nerven und inneren Organe umhüllen und schützen. Sie sind im gesamten menschlichen Körper miteinander verbunden und unterstützen bei normaler Funktion auch jede Bewegung, siehe auch Killer »Hilfen bei der Eigenmassage« (Seite 35). Danach steht Ihnen das volle Spektrum an Beweglichkeit und Belastbarkeit wieder zur Verfügung. Die nächsten rückenfeindlichen Aktivitäten werden mit Sicherheit schon bald in Ihrem Alltag wieder auftauchen. Wie bei jedem anderen übrigens auch.

Auch sogenannte Reflexzonenmassagen sind mittlerweile als Therapiemethode anerkannt und können zum Teil gute Erfolge verzeichnen. Dabei werden Therapiereize angewandt, die über Reflex- oder Referenzzonen Einfluss auf innere Organe oder entfernter gelegene Körperregionen ausüben können – so bei der Fußreflexzonenmassage. Der menschliche Körper ist auf der Fußfläche repräsentiert, sodass jede Körperregion eine entsprechende Reflex- oder Referenzzone am Fuß hat. Bei der Reflexzonenmassage werden diese Areale am Fuß behandelt, um eine Fernwirkung im Problembereich zu erzielen. Es gibt auch eine sogenannte Handreflexzonenmassage oder eine Reflexzonenbehandlung über die Ohren. Diese funktionieren nach demselben Prinzip.

48 Physiotherapie zur Prävention

Die Physiotherapie ist ein wahres Schatzkästchen, wenn es um die Behandlung von Störungen am Bewegungsapparat geht. Und zu diesen Störungen zählen auch die allseits bekannten Rückenschmerzen. In der physiotherapeutischen Behandlung kommen unterschiedliche Techniken zur Anwendung, die auf das jeweils zu behandelnde Zielgewebe ausgerichtet sind.

So gibt es spezielle Techniken für die Behandlung von Muskeln, Gelenken, Nerven, Bindegewebe oder auch von Faszien, siehe Killer »Massagen – Streicheleinheiten für die Seele« (Seite 88). Diese Bausteine des menschlichen Körpers sollten im Optimalfall reibungsfrei und problemlos zusammenarbeiten. Kommt es in diesem fein abgestimmten Zusammenspiel jedoch zu Störungen, treten Schmerzen oder Bewegungsstörungen auf, die eine Behandlung erforderlich machen. Es werden chronische Störungen ebenso behandelt wie akute Verletzungen. Durch eine exakte physiotherapeutische Diagnostik können Schwachstellen auch frühzeitig erkannt werden, um geeignete Therapie- und Trainingsmaßnahmen unverzüglich einzuleiten. Physiotherapeuten sind die Spezialisten für den Bewegungsapparat und haben gerade für die Behandlung von Rückenschmerzen ein breites Therapiespektrum anzubieten.

Bei einer Gelenkstörung kommen bevorzugt Techniken aus der manuellen Therapie zum Einsatz, mit denen der Therapeut Gelenke, Nerven und auch Muskeln gezielt wieder zu normaler Bewegung bringen kann. Bei einer Störung des Nervensystems (z. B. bei ausstrahlendem Schmerz) kann mit einer Therapie auf neurophysiologischer Basis (z. B. PNF-Techniken) gearbeitet werden, um die Nervenleitung wieder zu verbessern. Grundsätzlich sollte immer ein individuelles Bewegungsprogramm mit den passend ausgewählten Übungen für den Patienten erarbeitet werden. Damit lassen sich abgeschwächte Muskeln kräftigen; außerdem kann mit einem Übungsprogramm auch die Ausdauerleistung optimiert werden. Nur durch einen trainierten Bewegungsapparat lassen sich auf Dauer Überlastungen und damit auch Verletzungen sowie Rückenschmerzen verhindern. Bereiten Sie Ihren Körper deshalb regelmäßig auf Belastung vor – am besten durch ein physiotherapeutisch kontrolliertes Training.

49 Die heilsame Wirkung der Nadeln

Die Akupunktur stellt einen Teil der Traditionellen Chinesischen Medizin (TCM) dar. Durch sie kann die Lebensenergie – das Qi – im Körper besser verteilt und organisiert werden. Nach Ansicht der chinesischen Medizin liegt die Ursache für eine Erkrankung des menschlichen Körpers in einer Störung der Energiezirkulation oder in einer unharmonischen Verteilung der Lebensenergie. Das Qi durchströmt den Körper in Meridianen (Energiebahnen), die an mehreren hundert Punkten an der Hautoberfläche verlaufen. Genau an diesen Punkten wird mit der Akupunktur behandelt.

Die Bezeichnung Akupunktur leitet sich von den beiden Begriffen »Nadel« und »stechen« ab. Das macht das Wirkprinzip der Akupunktur deutlich: Durch den Einsatz von Nadeln an den Akupunkturpunkten kann der Fluss, die Zirkulation und damit die Harmonie des Qi wieder hergestellt bzw. optimiert und Schmerzen, Bewegungsstörungen, psychische Erkrankungen sowie Störungen der inneren Organe behandelt werden. Die Regulation des Energieflusses durch den Einsatz der Nadeln regt in erster Linie die körpereigenen Abwehr- und Selbstheilungskräfte an. Unter medizinischen Gesichtspunkten erhält der Patient damit eine Hilfe zur Selbsthilfe. Mittlerweile genießt die Akupunktur große wissenschaftliche Anerkennung innerhalb der medizinischen Welt. Gerade bei Rückenschmerzen hat diese Behandlungsmethode gute Aussichten auf Erfolg und stellt eine optimale Ergänzung zur schulmedizinischen Behandlung dar. Haben Sie deshalb keine Angst vor Nadelstichen!

50 Homöopathie: mehr als nur Pillen für zwischendurch

An der Homöopathie scheiden sich die Geister. Die einen schwören Stein und Bein auf die Wirksamkeit der stark »verdünnten« (potenzierten) Wirkstoffe; die Kritiker hingegen versuchen, die homöopathische Behandlung mit Bemerkungen wie »Da kann ich ja auch einen Tropfen Wirkstoff im Garten verschütten und warten, bis ich die verdünnte ›Essenz‹ über das Trinkwasser wieder aufnehme« eher ins Lächerliche zu ziehen. Allerdings bleibt festzuhalten, dass immer mehr Menschen auf die Einnahme sogenannter Globuli schwören, und es zeigen sich auch erstaunliche wie unerklärliche Effekte. Hier hat sich für die Selbstbehandlung die Darreichungsform D6 oder D12 (als Angabe über die Potenzierung) bewährt. Auch bei Rückenbeschwerden hat die Homöopathie ihre

Mittelchen und Globuli parat, um Abhilfe zu schaffen. So sind Rhus toxicodendron, Bryonia, Nux vomica, Sepia oder auch Ruta geeignete Mittel gegen den Rückenschmerz in seinen unterschiedlichen Ausprägungen. Lassen Sie sich bei Gelegenheit dazu von Ihrem Hausarzt oder Heilpraktiker beraten.

Nicht alles, was schließlich auch funktioniert, muss von uns erklärt werden können. Wenn durch die Einnahme von kleinen Globuli Rückenschmerzen reduziert oder komplett beseitigt werden, haben diese Präparate ihre Berechtigung. Und die Einnahme von Globuli ist allemal besser, als sich z. B. operieren zu lassen.

Liebe Leserin, lieber Leser,

hat Ihnen dieses Buch weitergeholfen? Für Anregungen, Kritik, aber auch für Lob sind wir offen. So können wir in Zukunft noch besser auf Ihre Wünsche eingehen. Schreiben Sie uns, denn Ihre Meinung zählt!

Ihr TRIAS Verlag

E-Mail-Leserservice
kundenservice@
trias-verlag.de

Lektorat TRIAS Verlag
Postfach 30 05 04
70445 Stuttgart
Fax: 0711 39 31-748

Autor

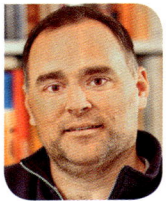

Kay Bartrow arbeitet als Physiotherapeut in Balingen. Er ist Lehrbeauftragter für Physiotherapie und gibt Fortbildungskurse für examinierte Physiotherapeuten. Mit seiner Arbeit und seinen Büchern verfolgt er ein Ziel: Schmerzen dauerhaft beseitigen. Seine erfolgreichen Bücher »Übeltäter Kiefergelenk« und »Schwachstelle Rücken« haben schon zahlreichen, von Kieferproblemen oder Rückenschmerzen geplagten Menschen zu einer langfristigen Besserung verholfen. »Erst wenn man weiß, wie Probleme entstehen, lassen sich deren Ursachen erfolgreich angehen und langfristig beheben«, so Kay Bartrow. Diesem Prinzip folgen auch »Die 50 besten Rückenschmerz-Killer« – ein aktiver Beitrag zu Ihrem Wohlbefinden.

Beweglich?
arthromobil!

Für Knochen & Gelenke

- **Weihrauch, standardisiert**
- **Glucosamin & Chondroitin**
- **Vitamin C, D, Calcium, Zink und Mangan**
  fördern eine Knochen-, Knorpel- und Muskelfunktion
- gut verträglich
- mit Medikamenten kombinierbar
- zur langfristigen Anwendung empfohlen

WIR FORSCHEN FÜR IHRE BEWEGLICHKEIT:
QUINTESSENZ HEALTH PRODUCTS GMBH,
BADENIASTR. 27, 41564 KAARST

FÜR IHREN NÄCHSTEN APOTHEKENBESUCH

EINNAHME NUR EINMAL TÄGLICH!

Apothekenqualität mit Prüfsiegel

regelmäßige Kontrolle
Sicherheit und Qualität
unabhängiges Labor BECIT GmbH

Beweglich
mit Vitamin D & C, Calcium, Mangan, Zink und original indischem Weihrauch, Chondroitin und Glucosamin

arthromobil
Nahrungsergänzungsmittel mit

400 mg Indischem Weihrauch
500 mg Chondroitinsulfat
1200 mg Glucosaminsulfat
sowie Vitamin D & C, Calcium, Mangan und Zink

Monatspackung
90 Kapseln

PZN-08629424

www.arthromobil.de

… mehr von Kay Bartrow

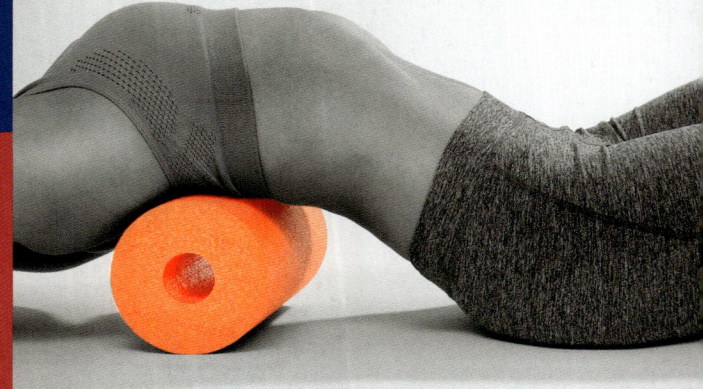

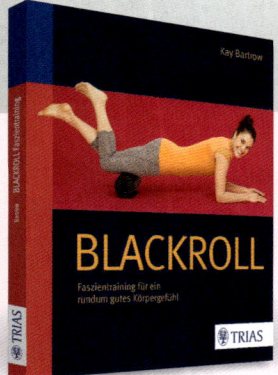

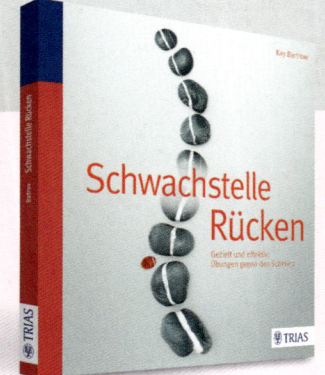

Blackroll
€ 14,99 [D] / € 15,50 [A] / CHF 21,–
ISBN 978-3-8304-8020-4

Schwachstelle Rücken
€ 19,99 [D] / € 20,60 [A] / CHF 28,–
ISBN 978-3-8304-6902-5

Alle Titel auch als E-Book

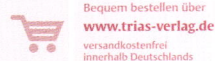

Bequem bestellen über
www.trias-verlag.de
versandkostenfrei
innerhalb Deutschlands

Wissen, was gut tut.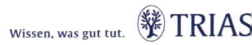